Borderline-Störung

Fortschritte der Psychotherapie
Band 14

Borderline-Störung

Prof. Dr. Martin Bohus

Herausgeber der Reihe:

Prof. Dr. Kurt Hahlweg, Prof. Dr. Martin Hautzinger,
Prof. Dr. Jürgen Margraf, Prof. Dr. Winfried Rief
Prof. Dr. Tania Lincoln, Prof. Dr. Brunna Tuschen-Caffier

Begründer der Reihe:

Dietmar Schulte, Klaus Grawe, Kurt Hahlweg, Dieter Vaitl

Martin Bohus

Borderline-Störung

2., vollständig überarbeitete Auflage

hogrefe

Prof. Dr. med. Martin Bohus, geb. 1956. 1978–1985 Studium der Medizin in Freiburg. 1985–1988 Grundlagenforschung im Bereich Immunologie an der Universität Freiburg. 1988 Dissertation. 1988–2003 Wissenschaftlicher Mitarbeiter an der Klinik für Psychiatrie und Psychotherapie sowie an der Klinik für Neurologie der Universität Freiburg. 2001 Habilitation. Seit 2003 Inhaber des Lehrstuhls für Psychosomatische Medizin und Psychotherapie an der Universität Heidelberg. 2003–2015 Ärztlicher Direktor der Klinik für Psychosomatische Medizin und Psychotherapie und seit 2015 Wissenschaftlicher Direktor des Instituts für Psychiatrische und Psychosomatische Psychotherapie am Zentralinstitut für Seelische Gesundheit, Mannheim. Gastprofessur Harvard Medical School, Boston, MA.

Widmung
Für Christian Schmahl, Niko Kleindienst und Steffi Lis, meinen unermüdlichen Kollegen*innen im steten Ringen um wissenschaftliche Klarheit in den schweren Wassern der Borderline-Therapie.

Bibliografische Information der Deutschen Nationalbibliothek
Die Deutsche Nationalbibliothek verzeichnet diese Publikation in der Deutschen Nationalbibliografie; detaillierte bibliografische Daten sind im Internet über http://dnb.dnb.de abrufbar.

Hogrefe Verlag GmbH & Co. KG
Merkelstraße 3
37085 Göttingen
Deutschland
Tel. +49 551 999 50 0
Fax +49 551 999 50 111
verlag@hogrefe.de
www.hogrefe.de

Illustrationen: Renate Alf, aus M. Bohus & M. Wolf (2009). Interaktives SkillsTraining für Borderline-Patienten. Stuttgart: Schattauer.
Satz: Mediengestaltung Meike Cichos, Göttingen
Druck: mediaprint solutions GmbH, Paderborn
Printed in Germany
Auf säurefreiem Papier gedruckt

2., vollständig überarbeitete Auflage 2019

(E-Book-ISBN [PDF] 978-3-8409-2853-6; E-Book-ISBN [EPUB] 978-3-8444-2853-7)
ISBN 978-3-8017-2853-3
http://doi.org/10.1026/02853-000

Inhaltsverzeichnis

Karten

Vorwort

Es wäre ja auch fatal, wenn sich nach der ersten Auflage dieses Buches, also in den letzten achtzehn Jahren, unser Verständnis der Borderline-Störung nicht so weit verbessert hätte, als dass diese neue Auflage nicht völlig überarbeitet werden musste. Dank Neurobiologie, experimenteller Psychologie und Therapieforschung gestaltete sich in den letzten Jahren ein relativ konsistentes Bild dieser auf den ersten Blick so komplexen Störung. Mit guten und vielversprechenden Behandlungserfolgen, die sich noch weiter verbessern werden. Wir sollten jedoch nicht vergessen, dass es letztlich unsere Patientinnen und Patienten sind, die am meisten zu diesem Prozess beitragen: Nicht nur, weil sie die Forschung unterstützten, sondern auch, weil viele von ihnen bereit sind, ihr Leid, ihre Unsicherheit und ihr Engagement mit uns Therapeuten zu teilen, um neue Wege und Lösungen zu finden.

Daher würde ich gerne das Wort an eine Borderline-Patientin übergeben, deren Aussagen sicherlich profunder sind als meine:

> „Ich hatte eine Borderline-Störung. Jetzt bin ich 30 und ich habe sie nicht mehr, aber ich profitiere immer noch davon.
>
> Ich hatte schon zahlreiche und lange Klinikaufenthalte hinter mir, bis ich eine DBT-Station fand. Bis dahin waren Kliniken Orte gewesen, an denen ich in Watte gepackt wurde, wo man sich um mich kümmerte und wo mir sehr viel abgenommen wurde – es war fast ein bisschen angenehm.
>
> Das erste Schlüsselerlebnis für mich war, dass ich sehr plötzlich verstand, dass die Verantwortung für eine Veränderung und die Entscheidung dafür tatsächlich bei mir liegen. Nach etwa zwei Wochen auf der DBT-Station saß ich bei meiner Therapeutin und sagte ihr, dass ich den inneren Druck nicht mehr aushalte, dass ich jetzt die Station verlassen würde, um mich zu verletzen und ‚auf den Putz' zu hauen. Ich machte mächtig Druck. Da ist sie ganz ruhig aufgestanden, hat die Türe ihres Büros geöffnet und gesagt, ich solle gehen und danach bitte wiederkommen. Mein erster Gedanke war ‚Darf die das!? Das darf die doch nicht!'
>
> Ich sagte damals wie heute: In diesem Moment war dies genau die passende Reaktion. Ich habe erfahren und verstanden, dass es in meinen Händen liegt, und ich habe ihre Bitte gehört, wiederzukommen. Letztendlich bin ich damals sitzen geblieben und habe sie gebeten, mit mir Skills zu suchen, um diese Situation zu bewältigen.
>
> Nach diesem ersten Aufenthalt auf der DBT-Station habe ich noch einige Krisen erlebt, das lag vor allem an meiner Angst vor dem Gesundwerden. Gesundwerden war für mich gleichbedeutend mit Alleinesein. Dann hat eine Ärztin in der Klinik mein Bild von Gesundsein auf den Kopf gestellt und mir vorgeschlagen, ich sollte ‚meine Borderline-Störung' doch ruhig behalten und sie einfach dann

auspacken, wenn ich dies möchte. Das war damals für mich ein guter Kompromiss zwischen dem alten und dem neuen Weg. Außerdem hat sie mir vermittelt, dass ich im nächsten Jahr wiederkommen kann, wenn ich einige Aufgaben erledigt hatte. Es war also nicht mehr nötig, dass ich mich selbst in eine Krise manövrieren musste, um wieder in die Klinik, in einen beschützten Raum zu ‚dürfen'. Nach einem Jahr kam ich dann tatsächlich wieder. Und nun hatte ich in der Klinik meinen persönlichen ‚Wunder-Moment': Inmitten einer tiefen Stimmungskrise bin ich aufgestanden, habe 35 Gründe aufgeschrieben, warum ich leben möchte und wusste, jetzt fängt mein neues Leben an. Was nicht vorbei war, war die Arbeit mit meinen Gefühlen und mit mir selbst. Und ich hoffe, dass wird auch nie vorbei sein – wie langweilig wäre das Leben dann. Und schließlich, eineinhalb Jahre später, habe ich nach meiner Ausbildung zur Schreinerin angefangen, Psychologie zu studieren, und heute freue mich auf die Zeit, selbst als Therapeutin arbeiten zu können.

DBT ist für mich lebensnah, unglaublich logisch und ‚eigentlich' ganz klar. Es fühlt sich für mich natürlich an: Es ist wie eine Anleitung zum Leben, die jede Frau und jeder Mann, jedes Kind und jeder Jugendliche gebrauchen kann. DBT nötigt einen, wenn man sich wirklich darauf einlassen möchte, genau auf die Gefühle zu sehen. Dahin, wo es schmerzhaft und schwierig wird. Und ich habe mir Veränderungen erarbeitet, die ich zu Beginn meiner Therapie für schwer vorstellbar gehalten habe.

Geholfen haben mir auf diesem Weg Therapeut*innen, die mir ohne Wenn und Aber zur Seite standen und die trotzdem die Verantwortung für mich in meine eigenen Hände gelegt haben. Therapeut*innen, die zugleich liebevoll und klar waren, mich meinen eigenen Weg gehen ließen und mich dabei begleiteten. Bei all dem war meine Familie an meiner Seite, und wir pflücken jetzt die Lorbeeren von unserem gemeinsamen Weg.

Als Letztes mein Wunsch an Therapeut*innen und solche, die wie ich, es werden wollen: Sagen Sie Ihren Patienten, was Sie selbst fühlen und was Sie selbst denken. Versuchen Sie es, und seien Sie mutig, Ihre Patienten können damit umgehen. Wenn Sie das nicht tun, spüren Patient*innen es sowieso. Denn nur mit dieser aufrichtigen Offenheit kann sich die Therapie, wie es in diesem Buch erläutert und beschrieben wird, meiner Meinung nach entfalten und wirken."

(Margareta Grün)

Mannheim, April 2019 Martin Bohus

1 Beschreibung der Störung

1.1 Geschichte des Störungsbegriffs

Historie des Begriffs

Der Begriff „Borderline“ wurde 1938 von Adolf Stern geprägt. Der Terminus „Borderline“ meinte damals eine unscharfe und fluktuierende „Grenzlinie“ zwischen Psychose und Neurose. Im Zeitraum zwischen 1920 und 1965 erschien eine Vielzahl von Arbeiten, welche die Borderline-Störung dem schizophrenen Formenkreis zuordnete. Mitte der sechziger Jahre des letzten Jahrhunderts veröffentlichte dann Kernberg (1967) seine klassische Arbeit „Borderline Personality Organization“. Die entwicklungspsychologisch-genetischen Vorstellungen Kernbergs basieren auf der Annahme, die Borderline-Organisation sei eine Art „Fixierung“ auf einer entwicklungspsychologisch frühen Phase. Das von Kernberg entwickelte Borderline-Konstrukt umfasst alle schwereren Formen der Persönlichkeitsstörungen (etwa 10 % der Bevölkerung) und betont drei Charakteristika: „Identitätsstörungen“, „primitive Abwehrprozesse“ wie Spaltung, Verleugnung, Projektion und projektive Identifizierung sowie „intakte Realitätstestung“ bei hoher Vulnerabilität gegenüber Veränderungen im sozialen Umfeld. Die Aufnahme der Borderline-Persönlichkeitsstörung (BPS) in das Klassifikationssystem DSM-III basierte weitgehend auf einer viel zitierten Übersichtsarbeit aus dem Jahr 1975. Gunderson und Singer (1975) postulieren hier fünf Dimensionen, die das Störungsbild auf deskriptiver Ebene abbildeten: dysphorische Affekte, impulsive Handlungen, Probleme in zwischenmenschlichen Beziehungen, psychoseähnliche Kognitionen sowie Anpassungsstörungen im sozialen Bereich. Später kam noch das Kriterium der „instabilen Identität“ hinzu. Diese acht Kriterien bildeten schließlich als Gesamtheit den Kriterienkatalog des DSM-III. Die einzige Änderung im DSM-IV war schließlich die Einführung des neunten Kriteriums „Vorübergehende, stressabhängige paranoide Vorstellungen oder schwere dissoziative Symptome“. Das DSM-5 und schließlich auch die ICD-11 übernahmen weitgehend die Kriterien des DSM-IV. Therapeutisch galt die Borderline-Störung bis in die 1980er Jahre als kaum behandelbar. Die vorwiegend psychodynamischen Ansätze postulierten in der Regel hochfrequente jahrelange Behandlungen ohne nachweisliche Wirksamkeit. Dieser therapeutische Nihilismus änderte sich erst 1991, als Marsha Linehan (Linehan et al., 1991) mit der Dialektisch Behavioralen Therapie (DBT) erstmals einen wissenschaftlichen Wirksamkeitsnachweis erbrachte. Basierend auf eigenen persönlichen Erfahrungen postulierte sie eine tiefgreifende Störung der Emotionsregulation als das zentrale Problem der BPS. Die DBT zielte daher auch vornehmlich auf die Verbesserung der Fertigkeiten im Bereich der Stresstoleranz und Emotionsregulation. Dieser bahnbrechende Ansatz einer phänomenologisch orientierten Psychopathologie und Therapie bereitete auch die Basis für die nun einsetzende neurobiologische Forschung, die erheblich dazu beitrug, die BPS zu entmystifizieren. In den letzten Jahren wurden mehrere störungsspezifische psychotherapeutische Ansätze aus verschiedenen Schulen entwickelt und evaluiert, so dass heute die Behand-

Kernbergs Konzept der „Borderline-Organisation“

Gunderson's deskriptiver Ansatz

Linehan's neurobehaviorales Modell

lung der BPS ihren angemessenen Platz in der psychiatrischen Versorgung und Therapieausbildung gefunden hat.

1.2 Definition der Störung

1.2.1 Diagnostische Kriterien nach DSM-5 und ICD-11

Die ICD-11 unterzog die Diagnostik der Persönlichkeitsstörungen einer grundlegenden Revision im Sinne eines dimensionalen Modells. Als einzige kategoriale Störung blieb die Borderline-Störung jedoch erhalten und die neun Kriterien des DSM-5 wurden übernommen. Im Folgenden berücksichtigen wir hier die Diagnosekriterien des DSM-5 (APA/Falkai et al., 2018). Die Diagnostik der Persönlichkeitsstörungen erfolgt auf zwei Ebenen: Zunächst muss geprüft werden, ob die *allgemeinen Kriterien* vollständig erfüllt sind (vgl. Kasten).

Allgemeine Kriterien einer Persönlichkeitsstörung nach DSM-5[1]

A. Ein überdauerndes Muster von innerem Erleben und Verhalten, das merklich von den Erwartungen der soziokulturellen Umgebung abweicht. Dieses Muster manifestiert sich in mindestens zwei der folgenden Bereiche:
   1. Kognition (d.h. die Art, sich selbst, andere Menschen und Ereignisse wahrzunehmen und zu interpretieren).
   2. Affektivität (d.h. die Variationsbreite, Intensität, Labilität und Angemessenheit emotionaler Reaktionen).
   3. Gestaltung zwischenmenschlicher Beziehungen.
   4. Impulskontrolle.
   5. Das überdauernde Muster ist unflexibel und tiefgreifend in einem weiten Bereich persönlicher und sozialer Situationen.

B. Das überdauernde Muster führt in klinisch bedeutsamer Weise zu Leiden und Beeinträchtigungen in sozialen, beruflichen oder anderen wichtigen Funktionsbereichen.

C. Das Muster ist stabil und lang andauernd, und sein Beginn ist mindestens bis in die Adoleszenz oder ins frühe Erwachsenenalter zurückzuverfolgen.

D. Das überdauernde Muster lässt sich nicht besser als Manifestation oder Folge einer anderen psychischen Störung erklären.

E. Das überdauernde Muster ist nicht Folge der physiologischen Wirkung einer Substanz (z.B. Substanz mit Missbrauchspotenzial, Medikament) oder eines medizinischen Krankheitsfaktors (z.B. nach Hirnverletzung).

Im zweiten Schritt wird der Subtypus spezifiziert (vgl. Kasten).

---

1 Abdruck erfolgt mit Genehmigung aus der deutschen Ausgabe des Diagnostic and Statistical Manual of Mental Disorders, Fifth Edition © 2013, Dt. Ausgabe: © 2018, American Psychiatric Association. Alle Rechte vorbehalten.

Diagnostische Kriterien der Borderline-Persönlichkeitsstörung nach DSM-5 (F60.3)[1]

Ein tiefgreifendes Muster von Instabilität in zwischenmenschlichen Beziehungen, im Selbstbild und in den Affekten sowie von deutlicher Impulsivität. Der Beginn liegt im frühen Erwachsenenalter und das Muster zeigt sich in verschiedenen Situationen. Mindestens fünf der folgenden Kriterien müssen erfüllt sein:

1. Verzweifeltes Bemühen, tatsächliches oder vermutetes Verlassenwerden zu vermeiden. (*Beachte:* Hier werden keine suizidalen oder selbstverletzenden Handlungen berücksichtigt, die in Kriterium 5 enthalten sind.)
2. Ein Muster instabiler und intensiver zwischenmenschlicher Beziehungen, das durch einen Wechsel zwischen den Extremen der Idealisierung und Entwertung gekennzeichnet ist.
3. Identitätsstörung: ausgeprägte und andauernde Instabilität des Selbstbildes oder der Selbstwahrnehmung.
4. Impulsivität in mindestens zwei potenziell selbstschädigenden Bereichen (Geldausgaben, Sexualität, Substanzmissbrauch, rücksichtsloses Fahren, „Essanfälle"). (*Beachte:* Hier werden keine suizidalen oder selbstverletzenden Handlungen berücksichtigt, die in Kriterium 5 enthalten sind.)
5. Wiederholte suizidale Handlungen, Selbstmordandeutungen oder -drohungen oder Selbstverletzungsverhalten.
6. Affektive Instabilität infolge einer ausgeprägten Reaktivität der Stimmung (z.B. hochgradige episodische Dysphorie, Reizbarkeit oder Angst, wobei diese Verstimmungen gewöhnlich einige Stunden und nur selten mehr als einige Tage andauern).
7. Chronische Gefühle von Leere.
8. Unangemessene, heftige Wut oder Schwierigkeiten, die Wut zu kontrollieren (z.B. häufige Wutausbrüche, andauernde Wut, wiederholte körperliche Auseinandersetzungen).
9. Vorübergehende, durch Belastungen ausgelöste paranoide Vorstellungen oder schwere dissoziative Symptome.

1.2.2 Klinische Symptomatik

Emotionsregulation; Identitätsstörungen; Störungen der sozialen Interaktion

Auf *klinischer Ebene* lässt sich die weitgefächerte Symptomatik von Patientinnen mit BPS in drei Dimensionen gliedern, die sich wechselseitig beeinflussen: Emotionsregulation, Identität und soziale Interaktion.

Problembereich Emotionsregulation

Störungen der Emotionsregulation: Sensitivität, Intensität, Dauer

Patientinnen mit Borderline-Störungen erleben Emotionen intensiver und länger anhaltend als Gesunde. Dies betrifft das gesamte Spektrum des emotionalen Systems, also sowohl unangenehme (aversive) als auch angenehme (appetente) Gefühle. Die Betroffenen sind also hypersensitiv, und dies ist zunächst ein wertfreier Begriff. Intensive Wahrnehmung von Natur, von Kunst, von zwischenmenschlicher Schwingung,

Körperlichkeit und Sexualität gehören genauso dazu wie starke negative Gefühle bis hin zum Selbsthass. Es ist wichtig, dies den Patienten, und evtl. deren Angehörigen, von Anfang an zu vermitteln: Sie zeichnen sich durch eine besondere Gabe aus, diese erfordert jedoch ihren Preis und will berücksichtigt werden.

Aversive Anspannung

Unter starkem Stress werden die starken Emotionen vielfach nicht differenziert wahrgenommen. Die Patientinnen erleben dann häufig „überflutende Emotionen", „Gefühlswirrwar" oder zeitgleich sehr unterschiedliche, widersprüchliche Gefühle, die als unerträglich wahrgenommen werden. Gemeinsam aber ist fast allen Patientinnen, dass sie oft mehrmals täglich starke aversive Spannungszustände erleben. Diese Spannungsphänomene schießen häufig sehr schnell ein bzw. schaukeln sich auf und können manchmal über Stunden anhalten. Das logische, planerische und selbstreflektierende Denken ist in diesen Hochstress-Phasen stark eingeschränkt bzw. darauf fixiert, Möglichkeiten zu finden, um diese Zustände rasch zu beenden. In diesem Sinne können die meisten Verhaltensmuster, wie z. B. Selbstverletzungen, Hochrisikoverhalten oder Intoxikationen, als dysfunktionale, das heißt nur kurzfristig wirksame Problemlösestrategien verstanden werden, um diese starken Anspannungen zu lindern.

Abbildung 1 zeigt die typische emotionale und physiologische Reaktion von Borderline-Patienten im Vergleich zu gesunden Kontrollen: Die emotionale Reaktion ist intensiver und hält deutlich länger an. Unter Alltagsbedingungen zeigen sich diese emotionalen Störungen als heftige Schwankungen, die häufig als sehr belastend und unkontrollierbar erlebt werden.

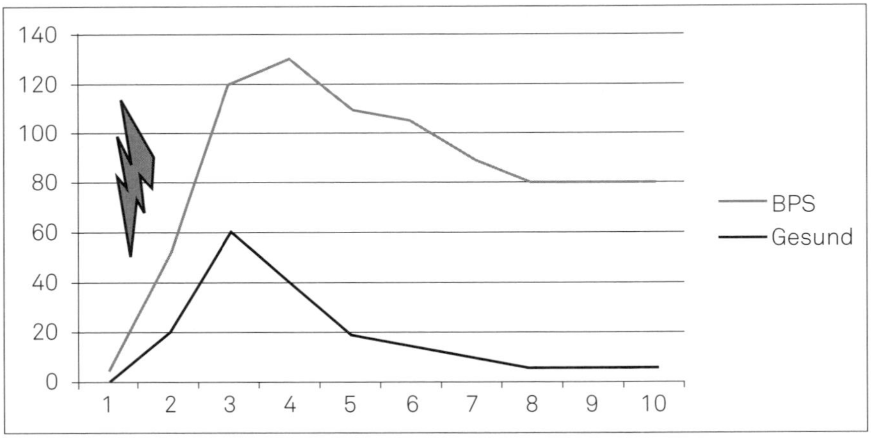

Abbildung 1: Stressreaktion von Borderline-Patienten und Gesunden (Höhere Amplituden und langsamer Rückgang auf das Ausgangsniveau).

Ausgeprägte Affekt-Schwankungen

Abbildung 2 zeigt das typische Anspannungsprofil einer Borderline-Patientin, gemessen mithilfe elektronischer Tagebuchaufzeichnung unter Alltagsbedingungen. Aus Sicht der Patientinnen liest sich dies dann so: *„Am schlimmsten aber sind die Stimmungsschwankungen – die sind kaum auszuhalten. Ich fühle mich permanent getrieben – unter Hochspannung, wenn ich nicht gerade völlig depressiv bin und nur schlafe oder von den Medikamenten ruhiggestellt werde."*

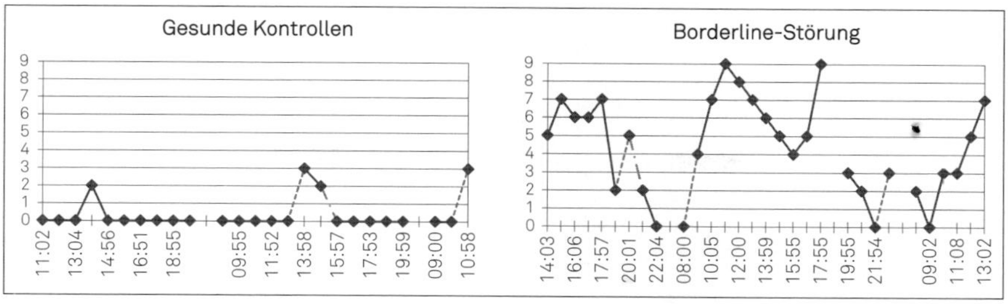

Abbildung 2: Spannungszustände bei Borderline-Patienten und bei Gesunden über 24 Stunden (Die senkrechte Achse gibt das Ausmaß der erlebten Anspannung an, die waagrechte Achse den jeweiligen Zeitpunkt).

Bezüglich der *neuropsychologischen Mechanismen* der Emotionsregulation der BPS weisen die meisten Studien auf eine Störung der fronto-limbischen Regelkreise hin (Schmahl et al., 2014). Dies betrifft sowohl strukturelle als auch funktionelle Komponenten wie Amygdala, Hippokampus, Insula, vorderes Cingulum, ventrale und dorsolaterale Areale des präfrontalen Cortex sowie die entsprechenden Konnektivitäten. Diese Befunde sind allerdings weder störungsspezifisch noch vollständig ausgereift. Die Erforschung von intra-amygdalären Regelkreisen sowie Bottom-up-Regulationsprozessen einschließlich stärker basal verorteter Strukturen wie etwa periaquäduktales Grau (PAG), stehen erst in den Anfängen. Bei aller Vorsicht besteht jedoch kein Zweifel, dass Borderline-Patienten erhebliche morphologische und funktionelle Normabweichungen in der zentralen Emotionsregulation zeigen.

Störungen der fronto-limbischen Regelkreise

Morphologische und funktionelle Abweichungen

Die meisten Patienten und deren Angehörige reagieren erleichtert, wenn man ihnen dies im Aufklärungsgespräch vermittelt. Dazu hat sich die grob vereinfachte Skizze in Abbildung 3 gut bewährt, die mit folgenden Worten begleitet werden kann:

> Die Amygdalae (Mandelkerne) reagieren bei BPS rasch und hoch empfindlich. Die Verbindungen zu den vorderen Arealen, die normalerweise als „Bremsen" dienen, sind nicht gut ausgeprägt. Dies ist in etwa so, als würden Sie ein Auto mit Porsche-Motor fahren, welches jedoch nur mit Bremsen für einen VW-Polo ausgestattet ist: Dies macht nur bedingt Spaß. Aber – und das ist die gute Nachricht –, es gibt erste Hinweise, dass diese neurobiologischen Veränderungen einer plastischen Überformung durch Psychotherapie zugänglich sind.

Viele Borderline-Patientinnen erleben sich selbst als impulsiv und unberechenbar. Experimentell aber lassen sich Störungen der Exekutiv-Funktionen lediglich bei komorbider Aufmerksamkeitsdefizit-/Hyperaktivitätsstörung (ADHS) bzw. unter Hochstress nachweisen. Auch das häufig problematisierte aggressive Verhalten der Borderline-Patientinnen sollte differenzierter betrachtet werden: In aller Regel handelt es sich hier um sogenannte sekundäre, oft inhibierte aggressive Muster, die häufig als Sekundär-Emotionen zur Bewältigung etwa von Beschämung, Schuld oder Angst vor Verlassenwerden zu verstehen sind. Primäre, disinhibierte aggressive Impulskontrollstörungen sind eher die Ausnahme. Die meisten manifesten Probleme auf der Verhal-

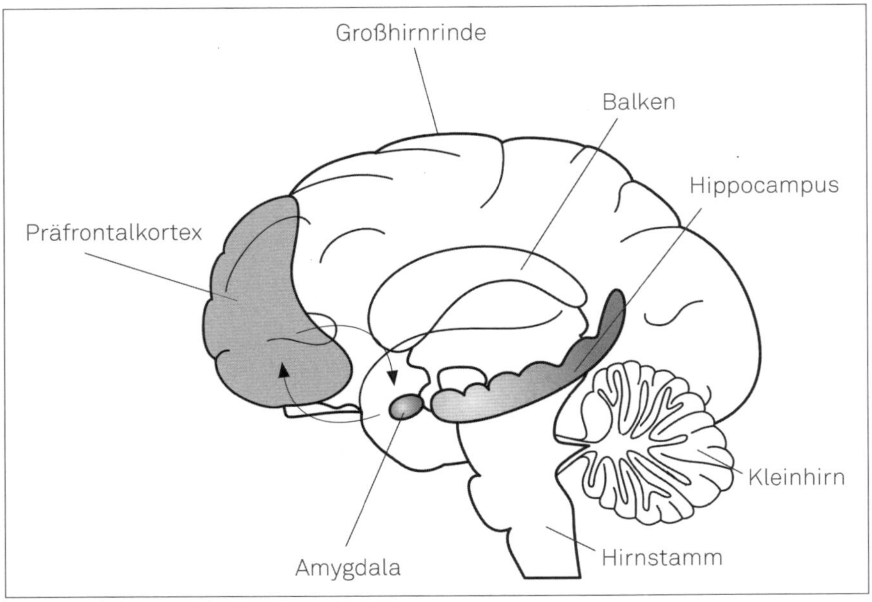

Abbildung 3: Emotionale Regelkreise

tensebene können als unmittelbare Folgen von Störungen der Emotionsregulation verstanden werden oder als dysfunktionale Bewältigungsstrategien:

Selbstschädigung als Spannungsregulation

Etwa 70 bis 80 % aller Patientinnen berichten über *selbstschädigende Verhaltensmuster.* Am auffälligsten sind sicherlich Schnittverletzungen, die, zumeist oberflächlich beginnend, die Tendenz haben, sich auf den gesamten Körper auszuweiten, manchmal auch auf die Geschlechtsorgane. Häufig sind weiterhin „head-banging", also das Schlagen des Schädels gegen eine harte Fläche, Brennen mit Zigaretten oder Bügeleisen, Verbrühen und Verätzen oder das Zufügen von Stichwunden. In 80 % der Fälle werden diese Selbstverletzungen im analgetischen Zustand durchgeführt, das heißt, die Patientin spürt vor und während der Verletzung keinen Schmerz. Übereinstimmend wird berichtet, dass sich nach wenigen Minuten ein tiefgreifendes Gefühl der Entspannung, Entlastung, Ruhe und Geborgenheit einstellt. Körper- und damit Schmerzempfinden stellt sich ca. 20 Minuten nach der Verletzung wieder ein. Als weiteres auffälliges Verhaltensmuster ist *Hochrisikoverhalten* zu nennen. Die Betroffenen balancieren dann auf Baukränen, Hochhäusern oder Brückengeländern, rasen auf der Autobahn, sitzen auf Bahnschienen, bis die Vibrationen spürbar werden usw. Verhaltensanalysen ergeben, dass diese Muster in aller Regel zur Regulation von Ohnmachtsgefühlen eingesetzt werden. Methoden zur Reduktion der Sauerstoffversorgung des Gehirnes sind gesondert zu betrachten: Regelmäßige Blutentnahmen (bis zu Hämoglobinwerten um 3yg/dl) oder Insulinapplikation führen zu einer milden Euphorie bzw. Abschwächung der emotionalen Verwundbarkeit. Lerntheoretisch betrachtet, können die beschriebenen Verhaltensmuster als Methoden zur Reduktion aversiver Spannungszustände oder schwerer dissoziativer Phänomene gesehen werden, was im Sinne der instrumentellen Konditionierung als negative Verstärkung zu werten ist.

Hochrisikoverhalten als Bewältigungsstrategie

Auch die sehr häufig beobachteten Störungen des Essverhaltens wie Essanfälle (Binge-Eating), Bulimische Attacken oder anorektisches Verhalten können einerseits als dysfunktionale Affektregulation verstanden werden, andererseits führen gerade Essstörungen zu ausgeprägten Affektschwankungen sowie Einschränkungen auf der kognitiven Ebene. Nicht zu vernachlässigen sind auch die zentralen Folgen von mangelnder Flüssigkeitszufuhr, die sich bei Borderline-Patientinnen bisweilen auf ein bis zwei Liter pro Woche reduziert.

Selbstverletzungen zur Stimmungsaufhellung

Ebenso wenig sollte übersehen werden, dass eine Untergruppe von Patientinnen (ca. 20 %) Selbstschädigungen einsetzen, um dadurch subeuphorisches Erleben auszulösen. Diese Patientinnen berichten darüber, dass sich durch Selbstverletzungen Stimmung, Konzentration und Kreativität verbessern, bis hin zu lustvollem Erleben. Viele dieser Patientinnen schneiden sich daher ausgesprochen häufig, z. T. täglich. Diese selbstschädigenden Muster werden also durch positive Konsequenzen aufrechterhalten und können daher durchaus unter das weite Feld der nicht substanzgebundenen Suchtstörungen gefasst werden.

Bedürfnis nach Nähe und Aufmerksamkeit

Die meisten Kliniker werden bestätigen, dass Borderline-Patientinnen ein gesteigertes Bedürfnis nach Nähe und Aufmerksamkeit aufweisen – sei es durch Therapeuten oder im stationären Setting durch das Pflegepersonal. Bemerkenswerterweise gibt es zu dieser Thematik keine empirischen Daten. Wir wissen also nicht, ob sich Borderline-Patientinnen hierin von anderen Menschen unterscheiden. Unsere klinische Erfahrung zeigt jedoch, dass die typischen schwerwiegend problematischen Verhaltensweisen, wie sie häufig in psychiatrischen Kliniken zu finden sind – etwa scheinbar unkontrollierbare Suizidalität, die zu wiederholten Fixierungen Anlass gibt, oder wiederholte aggressive Durchbrüche – in aller Regel durch Aufmerksamkeit des therapeutischen Teams verstärkt und aufrechterhalten werden. Eine Änderung des Settings führt meist zu rascher Veränderung des Verhaltens.

Dissoziative Symptome bei Stress

Ein weiteres wichtiges Phänomen, das im Zusammenhang mit Störungen der Emotionsregulation diskutiert werden muss, sind *dissoziative Phänomene,* also vorübergehende Störungen der Raum-Zeit- und Selbstwahrnehmung. Diese Phänomene sind stressassoziiert und kommen gehäuft, aber nicht ausschließlich bei traumatisierten Borderline-Patientinnen vor. Die Symptomatik beginnt meist mit Kribbel-Anaesthesien an den Beinen und variiert zwischen optischer Einengung, Hörstörungen und diffusen Empfindungen der Unwirklichkeit und Befremdung bis hin zu „Out-of-body“-Erleben, also der Wahrnehmung des eigenen Körpers aus der Außenperspektive. Auch vorübergehende Störungen des Kurzzeitgedächtnisses werden berichtet. Inwiefern sogenannte „Freezing“-Phänomene, also der vollständige Verlust über die Steuerung der Willkürmotorik und Stimmgebung, zur Dissoziation oder eher zu sogenannten Flashbacks geordnet wird, ist offen. Ätiologisch werden genetische Veranlagung und frühe Stresserfahrungen diskutiert, die gerade durch die dissoziationsbedingte abgeflachte Emotionswahrnehmung operant verstärkt und aufrechterhalten werden können. Neurobiologisch ließen sich passagere reduzierte Amygdala-, Insel- und Hippokampus-Aktivierung nachweisen.

Dissoziation hemmt emotionales Lernen

Störungen dieser Areale erklären die experimentell nachgewiesenen Einschränkungen des emotionalen Lernens während dissoziativer Zustände sowie die eingeschränkten Erfolge von psychotherapeutischen Behandlungen bei Patienten mit ausgeprägten dissoziativen Störungen. Für die psychotherapeutische Behandlung der Borderline-Störung ist es also wichtig, einerseits den Patientinnen Fertigkeiten zur Verhinderung und Abschwächung dissoziativer Symptomatik im Alltag zu vermitteln, andererseits sollten auch Therapeuten wissen, wie man akute dissoziative Phänomene während der Sitzung unterbricht. Dies wird in Kapitel 4.6.4 genauer ausgeführt.

Ichdystone psychotische Erfahrungen

Keine kognitive Leistungseinschränkungen

Auffallend ist die Häufigkeit von Pseudohalluzinationen (ca. 25 %), das heißt, von akustischen oder optischen Illusionen, die jedoch als ichdyston erlebt werden (der Patientin ist also bewusst, dass sie halluziniert). Ichsyntone produktiv halluzinatorische Symptomatik über eine Dauer von zwei Tagen oder länger findet sich immerhin bei 14 % der untersuchten Borderline-Patienten. Die publizierten Befunde zur neuropsychologischen Leistungsbeeinträchtigung von Borderline-Patientinnen sind weitgehend irrelevant, weil wichtige Variablen wie Dissoziation und innere Anspannung zum Untersuchungszeitpunkt nicht berücksichtigt wurden. Zum derzeitigen Forschungsstand ist also nicht von einer generellen kognitiven Leistungsminderung auszugehen.

Problembereich Selbst und Identität

Störungen der Identität

Störungen des Körperkonzeptes

Systematische Erhebungen von selbstbezogenen Identitätsstörungen bei Borderline-Störungen fanden ein erhebliches Ausmaß an *schmerzvoller Inkohärenz* (also dem Gefühl der inneren Leere, der Fragmentierung) und einer *mangelnden Konsistenz* (also dem Gefühl, sich andauernd zu ändern, abhängig von der Meinung anderer zu sein). Auch finden sich erhebliche Schwankungen des Selbstwertes unter Alltagsbedingungen. Störungen der Körperwahrnehmung und des Körperbildes, die ebenfalls zum Selbstkonzept gehören, konnten mittlerweile experimentell nachgewiesen werden.

Störungen des Zugehörigkeitsgefühls

Ein klinisches Schlüsselproblem ist das von Patienten durchgängig beschriebene Phänomen der inneren Leere bzw. des Gefühls, nicht mit sich selbst „verbunden" zu sein. Hier knüpft das Problem der tiefgreifenden Einsamkeit an. Es gibt eine existenzielle Dimension der Einsamkeit, die über die Abwesenheit von anderen hinausgeht. Das Gefühl, „anders zu sein als alle anderen", „isoliert und abgeschnitten" von der Welt und der Wirklichkeit, dabei „einsam, verlassen und unberührt zwischen allen anderen" zu existieren, ist sicherlich eine grundlegende Wahrnehmung von Patientinnen mit einer Borderline-Störung. Viele berichten, dass sie dieses „Gefühl" bereits im Kindes- und Jugendalter kannten.

Die Ätiologie dieser selbstbezogenen Identitätsstörungen ist unklar und Gegenstand vielfältiger theoretischer Überlegungen.

Problembereich soziale Interaktion

Probleme im zwischenmenschlichen Bereich

Auch die Probleme im zwischenmenschlichen Bereich sind vielschichtig. Es ist ein Unterschied, ob eine Patientin panische Angst verspürt, verlassen zu werden und sich deshalb den Machtbedürfnissen eines Partners unterwirft, ob sie den unbegründeten Verdacht hegt, dass sie von allen anderen als unzureichend und nicht liebenswert eingestuft wird und deshalb soziale Gruppen meidet, oder ob sie sich nicht genau vorstellen kann, was ihr Verhalten bei anderen auslöst und sich daher ungewollt unfreundlich und abweisend verhält. Eine gute therapeutische Intervention setzt also immer eine individualisierte Funktions- und Verhaltensanalyse voraus (vgl. Kap. 4.6.1). Empirische Daten zeigen, dass Borderline-Patienten ausgeprägte Schwierigkeiten haben, positive soziale Signale zu erkennen und entsprechend zu verarbeiten (Liebke et al., 2018). Hinzu kommt eine ausgeprägte Angst vor sozialer Zurückweisung, die wohl stark verhaltensprägend ist und auch nach Rückbildung der akuten Symptomatik anhält. Entsprechend ist die Erwartungshaltung von der Annahme geprägt, von anderen abgewertet zu werden. Aber auch im Falle eines experimentell hergestellten normierten sozialen Einschlusses fühlen sich die Patienten häufiger sozial ausgeschlossen als andere. Dies wirkt sich auch auf der Verhaltensebene aus, indem sie häufig unkooperativ und misstrauisch sind. Die Mentalisierungsfähigkeit, also die Kompetenz, emotionale Reaktionen bei anderen wahrzunehmen, scheint bei Borderline-Patientinnen sehr hoch entwickelt zu sein. Manche Autoren sprechen von „Hypermentalisierung", also der zu intensiven bzw. übertriebenen Wahrnehmung emotionaler Reaktionen bei anderen (vgl. Kap. 5.2). Ein weiteres wichtiges Problem stellt mangelhaft ausgeprägtes Vertrauen und die damit verbundenen kooperativen Verhaltensmuster dar. Die experimentell erhobenen Befunde weisen darauf hin, dass Borderline-Patientinnen in den ersten Begegnungen durchaus emotional investieren, dann aber erhebliche Schwierigkeiten haben, Vertrauensbrüche zu tolerieren und zu reparieren. Die Folge sind dann häufig tiefe Enttäuschung und internalisierte oder externalisierte Schuldzuweisung. Hinzu kommen oft Probleme damit, sich vorzustellen, wie andere das eigene Verhalten wahrnehmen und bewerten. Viele Patienten sind verhaftet in dem klassischen jugendlichen Missverständnis, dass das Gegenüber die Absicht bewertet, die hinter einem Verhalten steckt und nicht das Verhalten selbst.

Angst vor sozialer Zurückweisung

Schwierigkeiten der Vertrauensbildung

Ein weiteres häufig thematisiertes und typisches Problem im zwischenmenschlichen Bereich sind Schwierigkeiten mit der Regulation von Nähe und Distanz. Die starke Angst, verlassen zu werden, und eine schlecht ausgeprägte intrapsychische Repräsentanz wichtiger Bezugspersonen lässt die Patientinnen häufig Abwesenheit mit manifester Verlassenheit verwechseln. Sie versuchen daher einerseits, wichtige Bezugspersonen permanent an sich zu binden. Andererseits löst gerade die Wahrnehmung von Nähe und Geborgenheit ein hohes Maß an Angst, Schuld oder Scham aus. Langwierige, schwierige Beziehungen mit häufigen Trennungs- und Wiederannäherungsprozessen sind die Folge.

Störungen von Nähe und Distanz

Allerdings wäre es deutlich zu kurz gegriffen, würde man ausschließlich Probleme der Paarbeziehung thematisieren. Mindestens ebenso bedeutsam sind Schwierigkeiten im Bereich der beruflichen Kooperation, im Umgang mit Vorgesetzten oder einfach mit Freunden, Nachbarn und Behörden. Viele Patientinnen sind ausgesprochen unsicher, wie man „sich richtig verhält", weil sie es manchmal schlicht nicht gelernt haben und die sozialen Mechanismen unterschiedlicher sozialer Rollen schlecht verstehen. Auf lange Sicht wird so verständlich, dass sich die sozialen Netze von Borderline-Patientinnen im Krankheitsverlauf häufig verschlechtern und sich auf psychiatrische Versorgungssysteme und – im Extremfall – auf andere Borderline-Patientinnen reduzieren.

Unsicherheit hinsichtlich normativen Verhaltens

Problembereich soziales Umfeld

Im Vergleich zur Normalpopulation geben Borderline-Patienten signifikant häufiger an, dass sie im Alltag körperliche und sexuelle Gewalt erleben (OR=5.6). Hinzu kommen finanzielle Probleme (OR=3.5), Obdachlosigkeit (OR=7.5) und Kontakte mit dem Jugendamt (OR=7), also eine Vielzahl von Problembereichen, die weitgehend außer-

Psychosoziale Probleme in allen Lebensbereichen

halb des medizinischen Versorgungsbereichs auftritt. Untersuchungen mithilfe sozialer Netzwerkanalysen weisen darauf hin, dass Borderline-Patienten über kleinere, weniger variable und schlecht verbundene soziale Netzwerke verfügen. Zudem ist die Anzahl von vertrauten Bezugspersonen deutlich geringer als bei Gesunden.

1.3 Epidemiologie

Lebenszeitprävalenz: ca. 5 %

Die Lebenszeitprävalenz, also die Wahrscheinlichkeit, einmal im Leben an einer Borderline-Störung zu erkranken, liegt, rechnet man die Adoleszenz dazu, bei ca. 5 %. Im Querschnitt sind etwa 1 bis 2 % der deutschen Bevölkerung zeitgleich betroffen. Das Geschlechterverhältnis ist ausgeglichen, jedoch finden sich in der psychiatrischen Versorgung deutlich mehr Frauen. Männliche Borderline-Patienten suchen seltener eine psychotherapeutische Behandlung auf, geraten häufiger mit dem Gesetz in Konflikt und sind daher vermehrt in Justiz-Vollzugsanstalten anzutreffen. Die derzeitige Versorgungslage für diese Population in Deutschland ist inadäquat: So erfordert der Schwergrad der Störung (chronische Suizidalität, Selbstverletzungen, Intoxikationen etc.) in aller Regel eine störungsspezifische, teils hochfrequente, flexible psychotherapeutische Behandlung, die meist die Kapazität der Regelbehandlung übersteigt. Daraus resultieren langwierige, wiederholte stationäre Aufenthalte in psychiatrischen und psychosomatischen Kliniken, die häufig ebenfalls keine leitliniengerechte Behandlung vorhalten, weil diese relativ personalintensiv ist. Nicht nur die ökonomische Balance, auch die therapeutische Wirksamkeit dieser Versorgung ist unzureichend: Katamnese-Daten (aus London) zeigen, dass 13 Jahre nach Studienbeginn 87 % derjenigen Patienten, die „normale“ psychiatrische Behandlung erfahren haben, immer noch die diagnostischen Kriterien erfüllten und 74 % mindestens einen Suizidversuch begangen hatten. Auch die soziale Integration ist oft äußerst mangelhaft. Von klinischer Bedeutung sind Alkohol- und Drogenmissbrauch, noch vor komorbider PTBS und Depressionen, als Risikofaktor für Chronifizierung ausgewiesen. Weitere klinische Prädiktoren für einen eher schlechten Verlauf ist sexueller Missbrauch in der Kindheit.

Versorgungssituation häufig inadäquat

1.4 Borderline-Diagnose bei Jugendlichen

BPS beginnt im Kindes- und Jugendalter

Selbstverletzungen und Suizidversuche

In retrospektiven Analysen unserer Arbeitsgruppe gaben etwa 30 % der untersuchten erwachsenen Borderline-Patientinnen an, sich bereits im Grundschulalter intendierte Selbstverletzungen zugefügt zu haben. Dies spiegelt sich auch in den neuen Ergebnissen zur Häufigkeit von wiederholten Selbstverletzungen bei Jugendlichen wieder, welche zeigen konnten, dass ca. 6 % der 15-jährigen Mädchen sich regelhaft Selbstverletzungen zufügen und ca. 8 % mindestens einen Suizidversuch hinter sich haben. So zeigt sich auch eine Prävalenz von 20 % an Borderline-Störungen in einer klinischen Population von Kindern und Jugendlichen, wobei 5 bis 11 % in der Normalpopulation von Jugendlichen angegeben werden. Es gilt also als gesichert, dass die Borderline-Störung in der frühen Adoleszenz beginnt, zu einer Maximierung dysfunktionalen Verhaltens und Erlebens Mitte 20 führt und dann langsam abflaut. Auch die stationären Behandlungen aufgrund selbstverletzenden Verhaltens zeigen ihren Höhepunkt zwischen 15 und 24 Jahren. Die S2-Leitlinien zur Behandlung von Persönlichkeitsstörungen (Herpertz et al., 2009) weisen daher darauf hin, dass die Diagnose einer Borderline-Störung auch im Jugendalter (ab 15 Jahren) reliabel und sichergestellt werden kann. Mittlerweile liegt auch ein spezifisch für Jugendliche und deren Angehörige geschriebener Ratgeber vor (Wewetzer & Bohus, 2016).

1.5 Verlauf und Prognose

In den letzten Jahren haben sich die Daten zum *Langzeitverlauf* der Borderline-Störung etwas verdichtet: Zwei groß angelegte US-amerikanische Langzeitstudien verfolgten den Verlauf der Borderline-Symptomatik über 10 bzw. 16 Jahre (Gunderson et al., 2011; Zanarini et al., 2015). Insbesondere die Zanarini-Studie, in der von initial 290 eingeschlossenen Borderline-Patienten nach 16 Jahren noch 79 % untersucht werden konnten, fand vorsichtig kalkuliert, dass immerhin 60 % der Studienteilnehmer über einen Zeitraum von mindestens 8 Jahren die Kriterien der Remission nach DSM-IV (≤ 4 Kriterien) erfüllt hatten *(Symptom-Remission)*. Die Rückfallrate bei dieser stabilen Population liegt bei etwa 10 %, so dass knapp die Hälfte der untersuchten Patienten eine anhaltende Symptom-Remission erreichte. Die Daten der Gunderson-Studie bestätigen dies: Hier fand sich nach 10 Jahren (konservativ gerechnet) bei ca. 40 % der Studienteilnehmer eine stabile Symptom-Remission, wobei die Kriterien strenger angelegt waren (12 Monate weniger als drei Kriterien).

Symptomremission bei etwa 50 %

Deutlich schlechter liegen die Befunde allerdings im Bereich der sozialen Integration: Nur etwa 15 % erreichen über einen Zeitraum von 8 Jahren einen Wert auf der GAF-Skala (Global Assessment of Functioning Scale) über 60 (Zanarini et al., 2015). Auch in der Gunderson-Studie erwies sich die soziale Integration als äußerst mangelhaft: Nur knapp 20 % erreichten auch nur vorübergehend einen GAF-Wert von 70 (Gunderson et al., 2011). Das heißt, der überwiegende Anteil der Borderline-Patienten (in den USA) ist auch nach 10 Jahren ausgesprochen schlecht sozial integriert!

Soziale Integration unzureichend

Man sollte bei der Interpretation dieser Daten jedoch berücksichtigen, dass sie bei Borderline-Populationen erhoben wurden, die dem US-amerikanischen Gesundheitssystem ausgesetzt sind und keine störungsspezifische Psychotherapie erhalten haben. Optimistischer stimmen daher die Katamnese-Daten einer Langzeitstudie aus London (Bateman & Fonagy, 2008). Hier findet sich fünf Jahre nach Beendigung von Mentalisierungsbasierter Psychotherapie (MBT) ein deutlicher Unterschied zur unspezifisch behandelten Kontrollgruppe: Nur 13 % erfüllten nach der MBT noch die diagnostischen Kriterien (Kontrollgruppe: 87 %) und 45 % zeigten Werte über 60 auf der GAF (Kontrollgruppe: 10 %). Auch die Langzeitstudien zur Dialektisch Behavioralen Therapie (DBT) zeigen eine deutlich verbesserte soziale Integration: Nach einem Jahr ambulanter Therapie befanden sich immerhin 40 % der Patientinnen im Normbereich (Wilks et al., 2016).

Störungsspezifische Behandlung zeigt bessere Ergebnisse

Auch auf die Suizidraten scheint störungsspezifische Psychotherapie einen deutlich positiven Einfluss zu haben: Unspezifisch oder tiefenpsychologisch behandelt liegen die Suizidraten bei 7 bis 10 %. 16 Jahre nach DBT bei 0,7 %.

Die Abbruchraten von unspezifischen bzw. tiefenpsychologisch orientierten Therapien liegen bei etwa 75 %, bei störungsspezifischer Therapie bei ca. 25 %. Von klinischer Bedeutung sind weiterhin die Risikoanalysen von Zanarini et al. (2006), die insbesondere komorbiden Alkohol- und Drogenmissbrauch, noch vor unbehandelter komorbider PTBS und Depressionen, als Risikofaktor für Chronifizierung ausweisen. In Deutschland sind repetitive unspezifische stationäre Behandlungen ein erheblicher Risikofaktor für Chronifizierung – und hohe Behandlungskosten.

1.6 Differenzialdiagnose und Komorbidität

Komorbidität ist die Regel und nicht die Ausnahme

Die meisten Patientinnen mit einer Borderline-Störung leiden an zusätzlichen psychischen Störungen. Neben oft ausgeprägten Schlafstörungen (ca. 50 %) stehen depressive Störungen (Lebenszeitprävalenz: ca. 98 %) und Angststörungen (Lebenszeitprävalenz: ca. 90 %) im Vordergrund. Posttraumatische Belastungsstörungen (PTBS) finden sich bei ca. 60 % der stationär in Deutschland behandelten Borderline-Patientinnen. Da es mittlerweile sehr wirksame therapeutische Konzepte gibt und zudem eine unbehandelte PTBS ein erheblicher Risikofaktor für eine Chronifizierung ist, sollte eine PTBS so rasch wie möglich behandelt werden (vgl. Kap. 4.5.4.1). Etwa 40 % aller Frauen und 60 % aller Männer mit BPS erfüllen die Kriterien für Alkohol- oder Drogenmissbrauch. Etwa 12 % aller Alkoholabhängigen und 17 % aller Polytoxikomanen leiden umgekehrt unter einer BPS. Die Schätzung für komorbid vorhandene psychotische Erkrankungen liegt bei etwa 1 %, für Essstörungen bei Frauen bei 60 %. Viele Borderline-Patientinnen erfüllen gleichzeitig die Kriterien anderer Persönlichkeitsstörungen. Im Vordergrund stehen dabei die „Dependenten Persönlichkeitsstörungen“ (50 %), „Ängstlich Vermeidende Persönlichkeitsstörungen“ (40 %), „Passiv-aggressive Persönlichkeitsstörungen“ (25 %), „Paranoide Persönlichkeitsstörungen“ (ca. 40 %), „Antisoziale Persönlichkeitsstörungen“ (25 %) sowie „Histrionische Persönlichkeitsstörungen“ (15 %). Deutliche Geschlechterunterschiede zeigen sich vor allem bei der komorbiden paranoiden Persönlichkeitsstörung (signifikant häufiger bei Männern). Übersehen wird häufig eine komorbide ADHS, die bei etwa 30 % aller erwachsenen Borderline-Patientinnen nachweisbar ist. Hier ist eine pharmakologische Behandlung in aller Regel indiziert.

Hoher Anteil an Drogen- und Alkoholmissbrauch

Komorbide ADHS liegt bei etwa 30 %

2 Störungsmodell

2.1 Psychosoziale Komponenten

Empirisch gesicherte Risikofaktoren

Empirisch gesicherte Risikofaktoren für die Entwicklung einer Borderline-Störung sind: frühe Erfahrung von sexueller Gewalt, körperlicher Gewalt und Vernachlässigung durch primäre Bezugspersonen sowie Gewalterfahrung im Erwachsenenalter. Weiterhin gesichert scheint die Bedeutung einer fehlenden zweiten Bezugsperson zu sein, also einer Schutz- und Sicherheit gewährenden Person, die insbesondere die Wahrnehmung der Betroffenen teilt und deren Emotionen bestätigen könnte.

Unerwiderte Beziehungserwartungen (traumatisch erlebte Invalidierung)

Das Konzept der traumatisch erlebten Invalidierung ist relativ neu und empirisch noch nicht hinterlegt. Da es jedoch ein zentrales Konstrukt im pathogenetischen Modell der DBT darstellt, sei es hier angeführt. Vergegenwärtigen Sie sich folgendes Beispiel:

Traumatisch erlebte Invalidierung

Beispiel

Angenommen, vier Geschwister sitzen gemeinsam vor dem Fernseher und sehen sich einen Film an, in dem eine kurze traurige Episode vorkommt, gefolgt von einer Reihe tröstender und lustiger Sequenzen. Während drei der Geschwister mit dem Film mitschwingen, sitzt der vierte, nennen wir ihn Karl, auch noch nach 15 Minuten mit Tränen in den Augen schluchzend vor dem Bildschirm. Als die anderen ihn bestürzt fragen, was denn los sei, erzählt er, wie schrecklich traurig diese Szene war. Die anderen haben diese Szene schon fast vergessen und lachen ihn aus: „He, das ist doch schon ewig her! Das ist doch nicht schlimm, alles nur ein Film, du Heulsuse!“ Und wenn nun die sorgsame Mutter aus Rücksicht auf die emotionale Befindlichkeit von Karl ihn vom Fernseher wegschickt, wird er sich heulend auf sein Bett werfen und darüber nachdenken, dass er wahrscheinlich bei seiner Geburt verwechselt worden sei und gar nicht in diese barbarische Familie gehöre. Weil diese Episode kein Einzelfall in seinem Leben sein wird, wird er beginnen, sich dafür zu schämen, dass er so ist, wie er ist.

Dieses „harmlose“ Beispiel ist bewusst gewählt, um zu verdeutlichen, dass Borderline-Patienten bei weitem nicht immer aus traumatisierenden Familien entstammen. Linehan prägte den Begriff des „Non-Validating Environment“ als ein zentrales pathognomonisches Problem der Borderline-Störung. Das Modell geht davon aus, dass Menschen mit einer Prädisposition zur Borderline-Störung mit einer hohen emotionalen Sensitivität ausgestattet sind: Oft genügen kleine Anlässe, um heftige Emotionen auszulösen, die dann lange anhalten und das gesamte Befinden stark beeinflussen. Da die meisten starken Emotionen (bis auf Scham und Neid) eine hohe sozialaffine Komponente beinhalten, wollen die Betroffenen sich während oder nach intensiven emotionalen Erfahrungen mitteilen und intensive soziale Kontakte suchen, um diese Emotionen sozial abzugleichen (Curci & Rimé, 2012). Es gibt eine Reihe von experimentellen Untersuchungen, die zeigt, dass das Bedürfnis, sich mitzuteilen, mit der Intensität der vorangegangenen Emotionen hoch korreliert. Entsprechend hoch sind die Erwartungen an das Verständnis und die Anteilnahme der anderen. Es müssen also nicht immer traumatisierende, alexithyme und emotionskalte Angehörige sein, die dem emotional Betroffenen das Gefühl vermitteln, falsch zu sein, anders als die anderen, nicht stimmig und nicht dazugehörend. Es reicht oft die *Diskrepanz* zwischen dem Bedürfnis nach emotionalem Abgleich und der sozialen Realität: Sehr intensive Emotionen erzeugen ein sehr starkes Bedürfnis nach Verständnis bei anderen, und selbst wenn dieses Verständnis bei den anderen völlig normal entwickelt ist, kann es sein, dass es als nicht ausreichend erlebt wird. Als Konsequenz dieses wiederholt als frustran erlebten Teilens sedimentiert sich ein Selbstkonzept, anders zu sein als alle anderen, nicht dazuzugehören, und sich nicht auf andere verlassen zu können. Auf dieser Basis gedeihen dann die Borderline-typischen Phänomene: hohe Empfindlich-

Intensive Emotionen erzeugen den Drang, diese sozial zu teilen

keit gegenüber Zurückweisung, mangelhaftes Vertrauen, Scham, Selbsthass usw. – und das intensive Bedürfnis nach Zugehörigkeit, Nähe und Anerkennung.

Gleichwohl berichten ca. 50 % der in Deutschland behandelten Borderline-Patientinnen über ausgeprägten sexuellen und körperlichen Missbrauch in der Kindheit und leiden an den Symptomen einer komplexen PTBS. Auch bei dieser Patientengruppe lässt sich das Gefühl der „Alienation", also das tiefgreifende Selbstverständnis, anders zu sein als alle anderen und nirgends dazuzugehören, durch die schwerwiegende traumatisierende Erfahrung einerseits (einhergehend mit primären Emotionen wie Angst, Schmerz, Ekel, Ohnmacht und Hilflosigkeit), und das Verbot oder die Unmöglichkeit, sich darüber auszutauschen (traumatic invalidation) andererseits, erklären. Aus dieser Sicht kann eine anhaltende Missbrauchserfahrung als Extremfall eines nonvalidierenden Umfeldes gesehen werden (vgl. hierzu auch „Traumatische Invalidierung – Modell" im Anhang, S. 119).

2.2 Biopsychosoziales Entstehungsmodell

Biopsychosoziales Entstehungsmodell

Das biopsychosoziale Modell (vgl. Abb. 4) versucht, die empirischen Befunde und Widersprüchlichkeiten zur Genese der BPS zu integrieren: Etwa 50 % der Betroffenen berichten über schwerwiegende interpersonelle Gewalterfahrung (sexuellen Missbrauch) in der Kindheit und etwa 95 % über emotionale Vernachlässigung. Viele Eltern von Borderline-Patienten berichten allerdings oft glaubhaft, dass spätere Borderline-Patienten bereits im Kindesalter eine hohe emotionale Sensitivität aufwiesen und sich deutliche Unterschiede zwischen der subjektiv als traumatisch erlebten emotio-

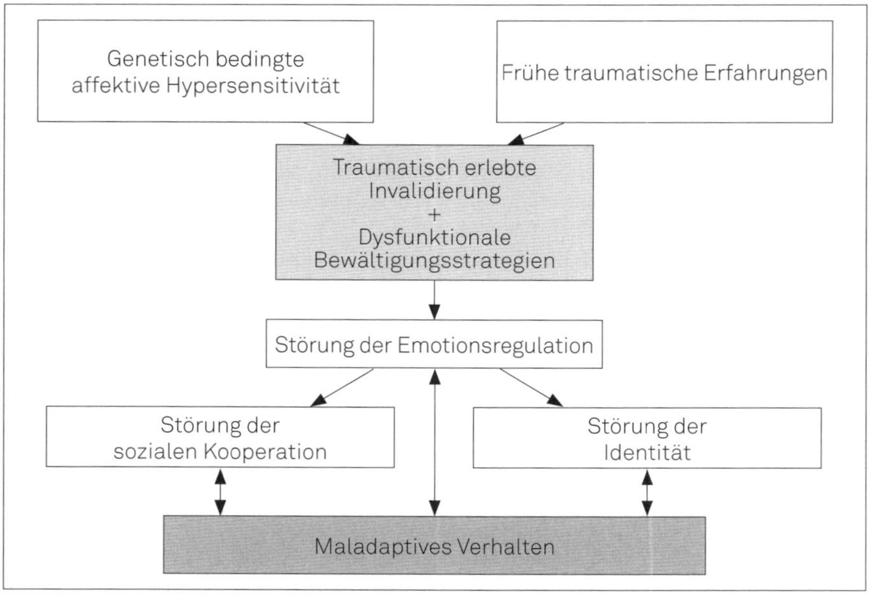

Abbildung 4: Biopsychosoziales Modell der Borderline-Störung

nalen Vernachlässigung durch die Patientinnen sowie der entsprechenden Einschätzung der elterlichen Fürsorge durch ihre Eltern zeigten.

Dieses Modell stellt dennoch die frühe, prägende Erfahrung von schwerwiegender emotionaler Zurückweisung, Enttäuschung oder Vernachlässigung *(traumatisch erlebte Invalidierung)* ins Zentrum der Pathogenese. Diese Erfahrungen können sowohl im intrafamiliären Bereich auftreten als auch später im außerfamiliären Bereich, etwa durch Mitschülerinnen oder andere Peer-Gruppen. Dabei erscheint es jedoch wichtig, dass diese Erfahrungen nicht immer objektiv das Ausmaß eines Traumas erreichen müssen. Es geht vielmehr um die *subjektive Differenz* zwischen Erwartungshaltung des Kindes oder Jugendlichen und dem jeweiligen Erfüllungsgrad von emotionaler Unterstützung seitens der Eltern oder Freunde. Oder einfacher ausgedrückt: Kinder mit hoher emotionaler Sensitivität zeigen genuin ein sehr starkes Bedürfnis nach emotionalem Austausch (emotional sharing). Bereits ein durchschnittliches Maß an emotionalem Verständnis kann dann als ungenügend und zurückweisend erlebt werden. Eine sexuelle Traumatisierung erzeugt beispielsweise auch ein intensives Bedürfnis nach emotionalem Austausch, um die soziale Sicherheit, die Unterstützung und innere Konsistenz wiederherzustellen. Ist dieser emotionale Austausch nicht möglich, so wird dies als eine zweite, zusätzliche soziale traumatische Erfahrung verbucht, die oft schwerwiegender erlebt wird, als das Trauma selbst.

Zwei Bedingungen für die Entwicklung der BPS

Die *primären Emotionen,* die mit dieser traumatischen Invalidierung und damit auch mit deren Erinnerung einhergehen, sind meist Enttäuschung, Demütigung, Ohnmacht, Verlassenheit, Wut und Angst. Da diese Emotionen insbesondere für Kinder und Jugendliche sehr schwer zu ertragen sind, erarbeiten die Betroffenen *leichter erträgliche „Erklärungskonzepte“:* Das liegt alles an mir, ich habe etwas Böses getan, dass dies alles passiert (Schuld); ich bin irgendwie anders oder schlechter als die anderen (Scham); ich habe nicht verdient, dass ich gut behandelt werde (Selbstverachtung); ich bin dumm und schlecht (Selbsthass). Hinzu kommen Generalisierungen wie: Niemand mag mich, ich werde immer wieder ausgeschlossen werden (Erwartung sozialer Zurückweisung); wenn ich mich jemanden anvertraue, werde ich fertiggemacht (Misstrauen). Diese *kognitiv-emotionalen Grundannahmen* sind relativ stabil im *Selbstkonzept* verankert und steuern daher, gemeinsam mit der neurobiologisch verankerten affektiven Hypersensitivität, die drei zentralen Domänen der Borderline-Pathologie: Emotionale Dysregulation, Störungen der Identität und Störungen der zwischenmenschliche Kooperation – jeweils mit den entsprechenden neurobiologischen, kognitiven und behavioralen dysfunktionalen Spezifika.

Primäre Emotionen werden als unerträglich attribuiert

Die meisten *maladaptiven Verhaltensmuster* werden entweder zur kurzfristigen Entlastung (etwa zur Anspannungsreduktion) oder zur internen Konsistenzsicherung (etwa bei unerwarteten sozialen Kooperationsangeboten oder Lob) eingesetzt. Im Sinne von negativen Feedback-Schleifen führen diese Verhaltensmuster nicht nur zur Stabilisierung der Problematik, sondern häufig zu deren Aggravierung.

Maladaptive Verhaltensmuster dienen der Entlastung

3 Diagnostik und Indikation

Für die Diagnostik ist das IPDE Instrument der Wahl

Für die operationalisierte Diagnostik der BPS gilt nach wie vor das IPDE *(International Personality Disorder Examination)* als Instrument der Wahl. Es integriert die Kriterien des DSM-IV bzw. DSM-5 und der ICD-10 bzw. ICD-11. Interrater- und Test-Retest-Reliabilität sind gut und deutlich höher als für unstrukturierte klinische Interviews. Eine Alternative ist das *Strukturierte Klinische Interview für DSM-IV/Achse II Persönlichkeitsstörungen (SKID-II)* bzw. *Strukturiertes Klinisches Interview für DSM-5 - Persönlichkeitsstörungen (SCID-5-PD)*. Da komorbide Störungen wie Suchterkrankungen, Posttraumatische Belastungsstörungen oder affektive Störungen Verlauf und Prognose und damit auch die Therapieplanung erheblich beeinflussen, sollten diese auch mithilfe eines strukturierten klinischen Interviews nach DSM-IV bzw. DSM-5 (SKID-I bzw. SCID-5-CV) erfasst werden. Auch Instrumente zur *Schweregradbestimmung* sind mittlerweile gut etabliert. Arntz und Mitarbeiter entwickelten den „Borderline Personality Disorder Severity Index" (BPDSI). Bohus und Mitarbeiter entwickelten die Borderline-Symptom-Liste (BSL) zunächst als 90-Item-Selbstrating-Instrument. Die psychometrischen Kennwerte sind sehr gut, dies betrifft auch die Veränderungssensitivität. Das Instrument liegt mittlerweile auch als gut etablierte, international häufig übersetzte 23-Item-Kurzfassung[2] vor und misst mit Items auch die Ebene des dysfunktionalen Verhaltens.

Komorbide Symptomatik erfassen

Erfassung des Schweregrades mit BSL 23 und BPDSI

Validität und Reliabilität der operationalisierten Borderline-Diagnostik sind sowohl für den klinischen als auch für den wissenschaftlichen Gebrauch sicherlich zufriedenstellend, auch wenn einige Phänomene etwas Erfahrung erfordern: Insbesondere die Abgrenzung zu Erkrankungen aus dem schizophrenen Spektrum erweist sich im klinischen Alltag immer wieder als schwierig. Häufig werden Pseudohalluzinationen oder schwere dissoziative Phänomene fälschlich als psychotische Symptomatik eingeschätzt. Umgekehrt kann während einer schweren depressiven Episode das Vollbild einer Borderline-Störung beobachtet werden, wobei sich die Verhaltensmuster nach Remission der Depression normalisieren. In diesem Falle sollte man also grundsätzlich danach fragen, ob die Borderline-spezifischen Verhaltensmuster bereits vor der Entwicklung der depressiven Episode oder im symptomfreien Intervall vorlagen. Bisweilen bereitet auch die Abgrenzung zum Asperger-Syndrom im Erwachsenenalter Schwierigkeiten. Hier sollte man nach den typischen Mentalisierungsproblemen der Asperger-Patienten fragen: Borderline-Patienten haben in aller Regel keine Schwierigkeiten, auch komplexere metaphorische Zusammenhänge zu verstehen. Gerade bei männlichen Borderline-Patienten oder auch bei Adoleszenten ist die Abgrenzung zur antisozialen Persönlichkeitsstörung manchmal nicht ganz einfach: Störungen der Emotionsregulation, Impulsivität und auch Selbstverletzungen treten ja bei beiden Störungen auf. Wenn man sich jedoch an der Intensität von Schuld und Scham orientiert, so lassen sich diese beiden Patientengruppen doch recht einfach differenzieren: Während Borderline-Patienten etwa nach sozialen Grenzverletzungen meist

Differenzialdiagnostische Abgrenzung wichtig

2 Das Instrument ist unter https://www.awp-freiburg.de/uploads/media/Borderline_Symptom-Liste-23.pdf frei zugänglich.

unter Schuld- und Schamgefühlen leiden, sind diese Phänomene Personen mit einer antisozialen Persönlichkeitsstörung doch eher fremd.

Stufenplan für die klinische Diagnostik

Klinische Leitsymptome

1. Klinische Leitsymptome:
   a) Häufig einschießende, äußerst unangenehme Anspannung, gefolgt von rasch wirksamen (dysfunktionalen) Verhaltensmustern;
   b) Schwierigkeiten, alleine zu sein;
   c) Das Gefühl, anders zu sein als alle anderen;
   d) Schwierigkeiten, den eigenen Körper zu betrachten oder zu tolerieren.
2. IPDE (DSM-5) – Borderline-Kriterien
3. SKID-I (nach DSM-IV) bzw. SCID-5-CV zur Diagnostik von Komorbidität
4. Abklärung somatischer Erkrankungen
5. Interview zu schwerwiegenden Störungen der Verhaltenskontrolle (SBDI)

Der Kliniker wird in aller Regel die Diagnose mit einigen Fragen beginnen, in welchem die im Kasten aufgelisteten Leitsymptome erhoben werden. Sind die vier Leitsymptome gegeben, so handelt es sich mit großer Wahrscheinlichkeit um eine BPS. Zur Sicherheit können im zweiten Schritt die IPDE-Borderline-Kriterien abgefragt werden. Auch wenn für die Durchführung des SKID-I bzw. SCID-5-CV etwa 90 Minuten zu veranschlagen sind, so ist die sorgfältige Abklärung der komorbiden Symptomatik sicherlich integraler Bestandteil der Diagnostik. Die Bedeutung von PTBS, Essstörungen, Angst- und Zwangsstörungen sowie Schlafstörungen für die Aufrechterhaltung der Symptomatik wird häufig unterschätzt. Das gleiche gilt für eine komorbide ADHS. Wissenschaftliche Untersuchungen zeigten, dass etwa ein Drittel aller stationär behandelten BPS-Patientinnen an einer behandlungsbedürftigen ADHS leiden. Gerade weil hier eine günstige medikamentöse Option besteht, sollte man Konzentrationsschwierigkeiten, Vergesslichkeit und organisatorisches Chaos als klinische Hinweise ernst nehmen und gegebenenfalls auf eine neuropsychologische Testung drängen!

Somatische Aspekte berücksichtigen

Traumatisierte BPS-Patientinnen haben oft Schwierigkeiten, sich auf medizinische Untersuchungen einzulassen. Das gilt nicht nur für die Gynäkologie, auch Internisten (EKG; Sonografie) und Zahnärzte werden oft gemieden. Sie sollten also nachfragen!

Das Interview zu schwerwiegenden Störungen der Verhaltenskontrolle (SBDI)[3] wurde von uns entwickelt, um sich einen raschen und vollständigen Überblick bezüglich eines krisen-erzeugenden Verhaltens zu verschaffen. Dies beinhaltet neben Suizidversuchen, Selbstverletzungen und Hochrisikoverhalten auch aggressive Durchbrüche und schwerwiegende soziale Probleme, die den Verlauf der Therapie möglicherweise gefährden (vgl. auch die Karte „Interview zu schwerwiegenden Störungen der Verhaltenskontrolle (SBDI)“ am Ende des Buches).

Die Indikation zur Behandlung ergibt sich bereits aus der Diagnose. Liegt eine klinisch manifeste Borderline-Symptomatik vor, so sollte alles unternommen werden, um eine

3 Das Interview ist unter https://www.awp-freiburg.de/uploads/media/Interview_zu_manifestem_Problemverhalten_revidierte_Fassung_02.pdf frei zugänglich.

störungsspezifische Behandlung zu ermöglichen. Die Differenzialindikation zur stationären Behandlung wird in Kapitel 4.10 diskutiert.

4 Behandlung der BPS mit Dialektisch Behavioraler Therapie (DBT)

DBT ist das am besten erforschte Behandlungskonzept

Die deutschen S2-Leitlinien für Persönlichkeitsstörungen (Herpertz et al., 2009) werten vier Verfahren in unterschiedlicher Ausprägung als evidenzbasiert (vgl. hierzu auch Kap. 5). Die Dialektisch Behaviorale Therapie (DBT) nach Marsha Linehan erreicht hier den stärksten Evidenzgrad Ia (spezifisch wirksam) nach Chambless und Hollon (1998), zudem ist sie derzeit in Deutschland das am weitesten verbreitete störungsspezifische Behandlungsprogramm für BPS. Daher beschränken wir uns bei den weiteren praxisorientierten Ausführungen auf die DBT.

Die DBT wurde in den 1980er Jahren von Marsha Linehan (Seattle, USA) als modulare störungsspezifische ambulante Therapie für chronisch suizidale Patientinnen mit BPS entwickelt (Linehan, 1993). Die DBT integriert ein weites Spektrum an therapeutischer Methodik aus dem Bereich der Verhaltenstherapie, der kognitiven Therapie, der Gestalttherapie, der Hypnotherapie und der Achtsamkeits-Praxis.

4.1 DBT-Behandlungsmodule

Die Standard-DBT setzt sich aus sogenannten „Modulen" zusammen (vgl. Kasten). Alle Module und Adaptionen basieren auf denselben Prinzipien und Regeln, fokussieren jedoch auf spezifische Erfordernisse (komorbide Störungen, Populationen, Setting) und sind entsprechend angepasst.

Module der Standard-DBT

a) Einzeltherapie für Erwachsene
b) Skills-Training in der Gruppe
c) Telefonberatung
d) Teamkonsultation

Störungs- oder populationsspezifische Adaptionen:

- DBT-PTBS für komplexe PTBS (Borderline-Störung plus komorbide PTBS)
- DBT-E für komorbide Essstörungen
- DBT-S für komorbide Suchtstörungen
- DBT-A für selbstverletzende Adoleszente
- DBT-Family für Familienangehörige von Borderline-Patienten

Settingspezifische Adaptionen:
- Stationäre Krisenintervention
- Elektive Stationäre Behandlung (3 Monate)
- DBT-F für die Behandlung in der Forensik

Die Vielzahl an Modulen wirkt auf den ersten Blick verwirrend. Sie ist jedoch der Heterogenität der Borderline-Störung geschuldet und hat sich in der Praxis bewährt: So benötigen etwa Patienten mit komorbider Suchterkrankung spezifische Kompetenzen im Umgang mit Drogenverlangen (Craving), die in der Standard-DBT nicht vorgehalten werden. Das gleiche gilt für Patienten mit PTBS oder schweren anorektischen Störungen. Die Module für adoleszente BPS-Patienten wurden entsprechend an die entwicklungspsychologischen Besonderheiten angepasst und die forensischen Konzepte fokussieren auch auf antisoziale Erlebens- und Verhaltensmuster. Für ausführlichere Darstellung empfehlen sich die Standard-Manuale (Stiglmayr & Gunia, 2017; Linehan, 2008, 2016a, b; Bohus & Wolf, 2012; von Auer & Bohus, 2017).

4.2 Grundlegende Prinzipien der DBT

Balance zwischen Annehmen und Verändern

Um den spezifischen Anforderungen der Borderline-Therapie gerecht zu werden, wurde in der DBT das Spektrum der veränderungsorientierten Interventionen um akzeptanzbasierte Interventionen erweitert. Diese Öffnung des Methodenrepertoires bringt gerade für die Behandlung von Borderline-Patientinnen wichtige Vorteile, da viele ihrer Probleme gerade aus der Perspektive entstehen, dass die Dinge „anders sein sollten, als sie sind", oder besser „anders hätten sein sollen, als sie gewesen sind". Zudem stehen Therapeuten vor größeren Herausforderungen, wenn an vielen Punkten der Therapie immer wieder geklärt werden muss, welche Aspekte des sozialen Umfeldes, des inneren Erlebens oder des Verhaltens geändert werden könnten oder sollten, oder welche Aspekte so angenommen und akzeptiert werden sollten, wie sie eben sind. So sehen sich häufig Patientinnen beispielsweise noch im Erwachsenenalter in anhaltende heftige emotionale Auseinandersetzungen mit ihren Eltern verstrickt. Sie fordern – nachvollziehbar – Entschuldigung für traumatische Erfahrungen in der Kindheit, oder sie verlangen drastische Veränderung in deren Verhalten (z. B. „Ich will, dass meine Mutter endlich zugibt und bereut, dass sie mich nicht vor Missbrauch geschützt hat, und ich will, dass sie mich endlich liebt und anerkennt."). Es erfordert oft viel Fingerspitzengefühl, den Patientinnen zu vermitteln, dass sie das Verhalten der Mutter wohl nicht mehr beeinflussen können, dass es daher sinnvoller, jedoch auch schmerzhafter ist, dies zu akzeptieren und die damit verbundene Enttäuschung, die Wut und die Trauer darüber zu verarbeiten, ohne jedoch die Therapeutin anzugreifen, die ihr diese emotionale Arbeit zumutet.

Wohlwollende Haltung gegenüber sich selbst

Eines der Leitprinzipien der DBT lautet entsprechend: *„Balance acceptance and change!"*. Um dieses Leitprinzip entsprechend zu gewichten, wählte Linehan den Begriff der Dialektik im Namen der Therapie – im Wissen um die von Hegel postulierte kraftvolle, veränderungsorientierte Ressource des austarierten Widerspruches. Ein wichtiger Aspekt von akzeptanzbasierten Psychotherapien ist die Entwicklung einer „wohlwollend akzeptierenden Haltung sich selbst und der Welt gegenüber". Paul Gilbert entwickelte mit seiner „Compassion Focused Therapy" einige wirksame Interventionen, die mittlerweile in die DBT integriert wurden. Bei allen Neuerungen baut die DBT natürlich auch auf etablierte kognitiv-behaviorale Konzepte: Klärung von Funktion und Bedingung dysfunktionalen Erlebens und Verhaltens; Aufbau von funktionalen Verhaltensmustern; Bearbeitung automatisierter maladaptiver Bewertungsprozesse; Aufbau von sozialer Kompetenz; Entwicklung von kognitiv-emotionaler Selbstwirksamkeit; Generalisierung des Erlernten im sozialen Umfeld; aktives Kontingenzmanagement; Vermittlung von neuen Fertigkeiten und Kompetenzen und vieles andere mehr.

„Skills" oder Fertigkeiten bei DBT zentral

Eine Besonderheit der DBT stellen die sogenannten „Skills" oder Fertigkeiten dar. Dies sind zunächst einfache, mentale Selbstinstruktionen, also „Handlungsanweisungen", die darauf zielen, automatisierte dysfunktionale Muster zu unterbrechen und durch funktionale mentale oder verhaltensbasierte Muster zu ersetzen.

Merke: Skills haben vier Komponenten

1. Erkennen der dysfunktionalen automatisierten alten Muster.
2. Benennen der dysfunktionalen automatisierten alten Muster.
3. Selbstinstruktion.
4. Umsetzung einer funktionalen mentalen oder verhaltensbasierten neuen Strategie.

So lautet beispielsweise ein Skill, der dazu auffordert, mögliche soziale Schwierigkeiten beim nächsten Schulausflug zu antizipieren und sich gegebenenfalls emotional vorzubereiten, „Cope Ahead", oder ein Skill, der dazu befähigt, heftige Emotionen zu regulieren, „Entgegengesetzt Handeln". Die Vermittlung von Skills, deren regelmäßiges Training sowie die gezielte Anwendung unter Alltagsbedingungen sind zentrale Merkmale der DBT – und dies unterscheidet die DBT auch maßgeblich von allen anderen etablierten Therapiekonzepten für BPS. Neuere Studien zur differenziellen Wirksamkeit von DBT-Komponenten zeigten, dass auch die alleinige Vermittlung von Skills (ohne Einzeltherapie, in Kombination mit sozialarbeiterischer Betreuung) wirksam ist. Von diesen Skills profitieren natürlich insbesondere Patienten mit schweren Störungen der Verhaltenskontrolle, deren Selbstwert und Kontrollkompetenz gerade durch diese impulsiven Muster oft erheblich beeinträchtigt ist. Die Erfahrung, relativ rasch wieder Kontrolle über das eigene Verhalten zu erhalten, Gefühle regulieren zu können und zwischenmenschliche Prozesse steuern zu können, stärkt nicht nur die Selbstwirksamkeit, sondern auch das Vertrauen in das therapeutische Konzept und die Expertise des Therapeuten. In aller Regel wird die Anwendung von Skills im Rahmen eines Gruppentrainings eingeübt, unterstützt durch eine Selbsthilfe CD-ROM (Bohus & Wolf, 2012).

Kontrollerfahrung über Verhalten und Gefühle erzeugt Selbstwirksamkeit

Um Skills jedoch sinnvoll und gezielt einzusetzen, ist es zunächst nötig, dass Patientinnen die entsprechenden automatisierten dysfunktionalen Muster auch *erkennen*, deren Gültigkeit infrage stellen und „entaktualisieren", das heißt, deren starken Handlungsdruck relativieren. So sollte beispielsweise eine Patientin wahrnehmen, dass sie eifersüchtig ist, wenn sie zwei ihrer besten Freundinnen beim Plaudern sieht. Sie sollte weiterhin bemerken, dass sie lediglich annimmt, dass die beiden gerade einen bösartigen Plan aushecken, und sie sollte wahrnehmen, dass dieses dumpfe altbekannte

Gefühl der Verlassenheit und Leere sich meldet, dass eine Art ohnmächtige Wut aufsteigt gegen die beiden Freundinnen und gegen sich selbst, weil sie „so eine Versagerin" ist. Dann sollte sie bemerken, dass all diese Gedanken und Gefühle sie dazu drängen, sich abzuwenden und enttäuscht nach Hause zu gehen – sich ins Bett zu legen, schluchzend und verzweifelt, ohne genau zu wissen warum und weshalb.

Retrospektive Verhaltensanalysen helfen, Denkmuster zu erkennen

Dies klingt auf den ersten Blick sehr anspruchsvoll. Der Vorteil ist jedoch, dass viele dieser Prozesse sich ständig wiederholen und daher zunächst in retrospektiven Verhaltensanalysen erarbeitet werden (vgl. hierzu auch „Verhaltensanalyse für Problemverhalten" im Anhang, S. 116). Im Laufe der Therapie wird die Patientin Schritt für Schritt in der Lage sein, diese „Muster" dann in der Situation direkt zu erkennen und auch lernen, sie zu benennen: *„Ich bin im falschen Film – das ist mein altes Muster ... Ich bin allein auf dieser Welt ... und alle sind gegen mich – das kenne ich. Ich sollte den Skill ‚Vorsicht Soziale Falle' anwenden und mal kurz die Realität überprüfen – und im Zweifelsfall sollte ich mich kooperativ verhalten."* Ja, und dann sollte sie sich trauen, auf die beiden zuzugehen, freundlich zu fragen, ob es in Ordnung ist, wenn sie sich ein bisschen dazugesellt, weil sie sich gerade freut, die beiden getroffen zu haben.

Denk- und Erlebensmustern einen Namen geben

Ein Schlüsselproblem ist sicherlich, die zentralen dysfunktionalen Muster zu identifizieren, wenn diese gerade aktiv sind. Diese Aufgabe kommt dem Einzeltherapeuten zu. Basierend auf sehr genauen retrospektiven Verhaltensanalysen sollte er die Patientin auf sich wiederholende Muster aufmerksam machen. Diese Automatismen werden in der Therapiestunde beschrieben, evtl. ihre Entstehungsgeschichte beleuchtet und etikettiert – das heißt, die Patientin wird diesen Mustern einen Namen geben (z. B. innere Quälgeister, alte Versagensangst oder „Ich darf niemals versagen"-Mythos). Im Falle einer erneuten Aktivierung unter Alltagsbedingungen sollte die Patientin dann in der Lage sein, diese Muster zu erkennen und zu benennen. So kann ein kurzer mentaler Freiheitsgrad geschaffen werden, der nötig ist, um etwas entsprechend Neues – also Skills – auszuprobieren.

Zentral für DBT ist die Konfrontation und Toleranzentwicklung gegenüber Emotionen

Wie oben ausgeführt (vgl. biopsychosoziales Modell in Kap. 2), gehen wir davon aus, dass sich viele dieser starken automatisierten emotionalen Muster sehr früh in der Biografie entwickelt haben – meist basierend auf zwischenmenschlicher Gewalt oder auf einer traumatisch erlebten Invalidierung. Diese Muster sind deshalb oft mit starken aversiven primären Emotionen verknüpft. Wenn Patientinnen nun lernen, diese automatisierten Muster zu identifizieren und zu relativieren, so machen sich eben auch diese alten Primäremotionen wieder bemerkbar: Vernachlässigung, Enttäuschung, Traurigkeit, Hoffnungslosigkeit, Angst, verlassen zu werden, Ohnmacht... Die Patientinnen können – oder besser müssen – nun lernen, diese alten Emotionen zu tolerieren und zu verarbeiten, indem sie etwa die alten Erfahrungen mit der gegenwärtigen Realität abgleichen und relativieren (vgl. hierzu auch „Traumatische Invalidierung – Modell" im Anhang, S. 119). Dieser Prozess erfordert Mut, erfordert auch Zeit und erfordert einen engagierten Einzeltherapeuten.

Skills sollten zur Exposition von Primäremotionen befähigen

Ansonsten bliebe DBT auf dem Niveau der Skills-Vermittlung stehen. Dies wäre sicherlich ausreichend, um die schwerwiegendsten Probleme auf der Verhaltensebene in den Griff zu bekommen – Selbstverletzungen, Hochrisikoverhalten, Suizidversuche und aggressive Durchbrüche reduzieren sich bereits signifikant durch Skills-Training. Aber eine tiefgreifende Verbesserung des emotionalen Erlebens, des Selbstkonzepts, der sozialen Teilhabe, der Lebensqualität und auch die Gestaltung eines sinnerfüllten Lebens wäre damit nicht unbedingt verbunden. Dass dies möglich ist, zeigen Daten zur Verbesserung des emotionalen Erlebens bei Borderline-Patienten und schwerer PTSD nach einer Trauma-Exposition.

4.3 Therapeutische Grundannahmen

Alle Therapeuten, Co-Therapeuten, und Supervisoren, die nach den Richtlinien der DBT arbeiten, einigen sich auf eine Art „Code of Conduct", also auf gemeinsame Grundannahmen, die die Arbeit mit den Patientinnen, aber auch die Zusammenarbeit im Team bestimmen sollten.

Therapeutische Grundannahmen der DBT

1. Jedes Verhalten der Patientinnen ergibt im subjektiven Kontext Sinn. Das heißt, die Patientinnen versuchen, das Beste aus ihren gegenwärtig oft schwierigen Situationen zu machen. Es ist Aufgabe der Therapeuten, die jeweiligen Auslöser, Schemata und Konsequenzen herauszuarbeiten.
2. Borderline-Patientinnen wollen sich verbessern.
3. Borderline-Patientinnen müssen sich stärker anstrengen, härter arbeiten und stärker motiviert sein, um sich zu verändern, dies ist ungerecht.
4. Borderline-Patientinnen haben ihre Probleme in der Regel nicht alle selbst verursacht, sie müssen sie aber selbst lösen.
5. Das Leben suizidaler Borderline-Patientinnen ist so, wie es gegenwärtig gelebt wird, in der Regel unerträglich.
6. Borderline-Patientinnen müssen in fast allen relevanten Dimensionen neues Verhalten erlernen.
7. Patientinnen können in der DBT nicht versagen.
8. Therapeuten, die mit Borderline-Patientinnen arbeiten, brauchen Unterstützung.

DBT ist eine teambasierte Therapie

Die ersten beiden Annahmen, so banal sie klingen, vergegenwärtigen dem Therapeuten, den Angehörigen und dem Behandlungsteam die grundsätzliche Willensbereitschaft der Patienten, ihre Situation zu verbessern. „Wenn sich die Patientin optimaler verhalten könnte, so würde sie dies tun". Es liegt im Aufgabenfeld der Therapeuten, die aufrechterhaltenden Bedingungen für dysfunktionales Verhalten herauszuarbeiten. Die dritte Annahme fordert von Therapeuten und Patienten Sorgfalt, Rücksichtnahme und Kraft für die anstehenden Veränderungen. Der Therapeut ist gehalten, alle Möglichkeiten der Unterstützung beim schwierigen und langwierigen Veränderungsprozess auszuschöpfen. Die vierte Annahme, dass die Patientinnen in der Regel ihre Probleme nicht verursacht haben, es dennoch allein in ihrer Hand liegt, Veränderungen herbeizuführen, benennt einen häufigen und sehr hinderlichen Standpunkt der Patientinnen. In Vorwegnahme dieser Problematik führt der Therapeut bereits zu Beginn der Therapie gerne folgende Metapher ein:

Stellen Sie sich vor, ein Mann ist auf dem Heimweg von der Arbeit, der ihn an einem Fluss entlangführt. Plötzlich, aus heiterem Himmel, wird er überfallen und in den Fluss gestoßen. Nun, da der Mann ja wirklich nicht freiwillig in den Fluss gesprungen ist – bedeutet dies, dass er nicht selbst ans rettende Ufer schwimmen muss?

Die fünfte Annahme, dass das Leben suizidaler Borderline-Patientinnen unerträglich ist, kann dialektisch verstanden werden: Als Appell an die Empathie des Therapeuten, Verständnis für die oft ausweglos erscheinende Situation des Patienten aufzubringen, und an seine Courage, alles zu tun, um diese Situation zu verändern. Die sechste Annahme verdeutlicht die Notwendigkeit, neu erlernte Fertigkeiten (Skills) nicht nur unter „Ruhebedingungen", also im Zustand emotionaler Balance zu trainieren, sondern diese auch unter emotionaler Belastung und starkem Stress anzuwenden. Krisensituationen sollten also immer als Chance genutzt werden, die Fertigkeiten zu vertiefen. Um stationäre Aufnahmen zu verhindern, gestaltet der Therapeut die Arbeit engmaschiger und „coacht" den Patienten durch die Krise. Die siebte Grundannahme verdeutlicht eine eigentlich selbstverständliche therapeutische Position: Niemand wird auf die Idee kommen, das Versagen einer Chemotherapie einem an Krebs leidenden Patienten anzulasten. Falls Therapiefortschritte stagnieren oder es zu Abbrüchen kommt, so sind die Ursachen besser im therapeutischen Konzept, den eigenen Ressourcen, der Supervision oder der mangelhaften Ausbildung des Therapeuten zu suchen. Und schließlich formuliert die achte Grundannahme das Recht und die Notwendigkeit einer fachlichen und emotionalen Unterstützung der Behandelnden. Die Arbeit mit chronisch suizidalen Borderline-Patienten erfordert ein enormes Maß an Energie und emotionaler Intensität. Dies sollte, auch um Burnout-Phänomenen vorzubeugen, im Rahmen der Konsultationsgruppe gewürdigt und emotional aufgefangen werden (zu den Regeln der Konsultationsgruppe siehe Kapitel 4.8).

4.4 Beziehungsgestaltung

Gemeinhin gilt die Beziehungsgestaltung in der Therapie der BPS als schwierig. Viele Therapeuten fühlen sich zunächst irritiert im Spannungsfeld zwischen emotionaler Dichte und spröder Abweisung, zwischen hoher Motivation und Versagensangst, zwischen Überlebenskampf und drängenden Suizidwünschen ihrer Patientinnen. Sucht man nach den Gründen für die sehr hohe Abbruchrate bei unspezifischer ambulanter Psychotherapie der BPS (ca. 75 %), so dürfte sicherlich die emotionale Belastung der Therapeuten eine gewichtige Rolle spielen. Sowohl die empirischen Daten, als auch die klinische Erfahrung zeigen jedoch, dass es auch anders geht, wenn der Therapeut einige grundlegende Aspekte der Beziehungsgestaltung berücksichtigt.

Analyse biografischer Beziehungserfahrungen

Die meisten Borderline-Patientinnen haben im Laufe ihrer Entwicklung unangenehme Erfahrungen mit nahen Bezugspersonen gemacht. Und natürlich laufen wir Gefahr, diese unangenehmen Erfahrungen im therapeutischen Kontext zu reaktivieren. Die Patientin sieht dann den Therapeuten aus der Brille früherer Erfahrungen etwa als

Übertragungsphänomene in der DBT

übertrieben feindlich, wenig unterstützend oder gar bösartig. Während psychodynamische Verfahren sozusagen auf diese Übertragungsprobleme „warten“, um daran neue Beziehungserfahrungen zu knüpfen, sieht die DBT derartige Beziehungsprobleme nur als bedingt hilfreich an, da ja der Schwerpunkt der Behandlung darauf liegt, der Patientin zu helfen, mit ihrem Borderline-typischen Erleben und Verhalten umzugehen, dieses im Selbstmanagement zu revidieren und die neuen Erfahrungen im Alltag entsprechend umzusetzen. Der Therapeut sieht sich in der Rolle des unterstützenden Coaches und versucht, diese Rolle auch immer wieder herzustellen. Im Rahmen der Entwicklung der DBT-PTSD-Behandlung (vgl. Kap. 4.5.4.1) hat es sich als sehr hilfreich erwiesen, bereits in einem frühen Stadium der Therapie die zu erwartenden Beziehungsprobleme zu *antizipieren*. Wir greifen auf eine Idee von McCullough (2007) zurück und erstellen bereits zu Beginn der Behandlung eine kurze Liste der prägenden Bezugspersonen. Wir arbeiten die jeweils zentralen Lernerfahrungen heraus und besprechen mögliche Auswirkungen auf die therapeutische Beziehung (vgl. Beispiel):

Therapeut sieht sich als unterstützender Coach

Liste prägender Bezugspersonen

Beispiel

Nehmen wir an, die Patientin gibt an, dass neben Vater und Mutter noch eine Lehrerin und ihr Großvater die wichtigsten Bezugspersonen waren. Nun bearbeitet sie die wichtigsten Erfahrungen, die sie mit diesen Bezugspersonen unter vier verschiedenen sozialen Bedingungen gemacht hat:

Wie reagierten mein (Vater, Mutter, Opa, Lehrerin), wenn ich
a) nach Nähe und Geborgenheit gesucht habe?
b) Fehler gemacht habe?
c) negative Gefühle (Ärger oder Enttäuschung) gezeigt habe?
d) etwas tun sollte?

Verallgemeinerte Beziehungserfahrungen

Diese (meist unangenehmen) Erfahrungen werden zu verallgemeinerten Beziehungserfahrungen generalisiert, etwa: *„Ich habe gelernt, dass ich gedemütigt und auch geschlagen werde, wenn ich etwas tun sollte.“* Im letzten Schritt überträgt der Therapeut diese Erfahrungen auf mögliche Schwierigkeiten innerhalb der therapeutischen Beziehung:

Nun, Sie haben gelernt, dass die Aufforderung, etwas zu unternehmen, mit heftiger Demütigung und sogar Schlägen verbunden waren. Es wird Momente in unserer gemeinsamen Arbeit geben, da werde ich Sie sicherlich einmal darauf hinweisen müssen, dass Sie sich etwa um ein Praktikum bewerben oder einen Job suchen könnten. Und natürlich laufen wir dann Gefahr, dass Sie das dann in den falschen Hals bekommen oder mich mit der falschen Brille wahrnehmen. Sie werden sich sehr leicht gedemütigt fühlen oder sogar bedroht, obgleich ich es gut meine. Was können wir tun, damit wir uns dann nicht völlig in die Haare bekommen? Vielleicht hilft es, wenn wir Ihre Beziehungserfahrungen genau beachten, und immer, wenn wir Gefahr laufen, dass diese sich wiederholen, genau auf den Unterschied achten? Also: Was und wie genau hat Ihr Vater damals etwas gesagt und was und wie habe ich es gesagt? Man nennt diesen Skill „Erkenne den Unterschied“. Wir sollten ihn benützen – einverstanden?

Der Therapeut nimmt die Rolle eines wohlwollend fordernden Unterstützers ein. In der besten aller Welten wären alle Psychotherapeuten fürsorglich, weise und fordernd. In der realen Welt sollte wir uns zumindest um diese Tugenden bemühen: (1) „Fürsorglich" meint, dass ein Therapeut aufmerksam, zuverlässig, unterstützend und besorgt um das gegenwärtige Befinden seiner Patientin sein sollte; (2) „weise" charakterisiert seine erfahrene Haltung der Welt gegenüber, nämlich dass Leiden, Scheitern und Ohnmacht zum Leben dazugehören, dass man eine gewissen Demut gegenüber seiner eigenen Wirkmächtigkeit an den Tag legen sollte, ohne deshalb darauf zu verzichten, seine Ziele umzusetzen; (3) „fordend" beschreibt eine Haltung, die darauf drängt, dass die Patientin auch tatsächlich das Beste aus sich macht. Dass sie das Potenzial, das sie in sich birgt, auch umsetzt – im wirklichen Leben, nicht im psychiatrischen Versorgungssystem. Mit dieser Grundhaltung ist der Therapeut auch eine Art Rollenmodell für die innere Haltung, die die Patientin sich selbst gegenüber entwickeln sollte – als „compassionate self", wie es Gilbert (2013) ausdrückt, dessen Methodik mittlerweile in die DBT integriert wurde. Ein Beispiel: Stellen Sie sich vor, Sie wären die Mutter einer lernbehinderten Tochter. Wie würden Sie sich verhalten? Sie wüssten instinktiv, dass Ihre Tochter mehr wohlwollende und geduldigere Unterstützung benötigt als andere. Sie würden sich für Enttäuschungen und Rückschläge wappnen, aber Sie würden nicht darin nachlassen, Ihre Tochter zu fördern, anzuspornen und auch zu fordern, damit sie das Beste aus ihren Ressourcen macht. Immer das Ziel vor Augen, um das es schließlich für jeden von uns geht: Mit seinen jeweils beschränkten Möglichkeiten ein sinnerfülltes Leben zu gestalten. Damit diese Idee eines wohlwollend fordernden Unterstützers nicht eine abstrakte Utopie bleibt, ist es wichtig, diese auch strukturell zu verankern: Der Therapeut sollte sich zusammen mit der Patientin tatsächlich klare, realistische und operationalisierbare Ziele setzen, diese auch notieren und immer wieder überprüfen, ob diese Ziele auch tatsächlich erreicht werden. Die Details sind weiter unten (vgl. Kap. 4.5.3) genauer ausgeführt, hier geht es zunächst primär um die Haltung: Der Therapeut orientiert sich zusammen mit der Patientin an einem übergeordneten Ziel und verpflichtet sich, zusammen mit der Patientin die Verantwortung für die Erreichung des Zieles zu übernehmen. Diese Ziele sollten vor Beginn der Therapie positiv und so konkret wie möglich formuliert werden (z. B. Aufnahme eines Praktikums in drei Monaten, Reduktion der aggressiven Durchbrüche auf einmal im Monat usw.). Eine beliebte Metapher, die häufig zu Beginn der Therapie erzählt wird, ist die „Bergtour":

Therapeut als Rollenmodell, „Compassion": fürsorglich, weise, fordernd

Primäres Ziel der DBT ist es, ein sinnerfülltes Leben zu gestalten

Klare, realistische und operationalisierbare Ziele setzen

Metapher „Bergtour"

„Wir stehen am Beginn einer längeren Therapie. Das ist wie vor einer schweren Bergtour und Ihre Rolle wäre die einer Touristin, die zu einem erfahrenen Bergführer kommt, um ihn zu bitten, auf den Gipfel geführt zu werden. Der Bergführer erläutert die Schwierigkeiten der Tour, die Länge und die Anstrengungen, die auf Sie beide warten. Er sei erfahren, meint er, er kenne den Weg, aber er wisse nicht genau, wie sich das Wetter entwickle, wie die Schneeverhältnisse seien und was sonst an unvorhergesehenen Dingen passieren könne. Er traue es Ihnen zu, dass Sie es schaffen könnten, sonst würde er sich nicht mit Ihnen auf den langen Weg machen. ‚Aber', und das schärft er Ihnen ein ‚ich kann Sie nicht tragen. Ich werde Ihnen den Weg zeigen, ich werde Ihnen vorangehen, aber laufen müssen Sie selbst. Und es wird Momente geben, da werden Sie meinen, keine Kraft mehr zu haben, da wollen Sie verzweifeln und aufgeben. Ich sage es Ihnen lieber gleich – ich werde das nicht zulassen. Wenn wir zusammen losgehen, kommen wir zusammen an.'"

Der Therapeut gestaltet die therapeutische Beziehung als Rollenmodell. Wir sollten davon ausgehen, dass die meisten Borderline-Patientinnen in familiären Verhältnissen aufgewachsen sind, die kaum als gute Rollenmodelle für „normale", also wohlwollend unterstützende, verlässliche und liebevolle Partnerschaften taugen. Und häufig musste familiäre Aufmerksamkeit durch intensives dysfunktionales Verhalten wie Suizidandrohungen oder -versuche „erkauft" werden. Die therapeutische Beziehung sollte daher immer auch als eine Art korrektives Rollenmodell verstanden werden. Jeder Therapeut ist selbst dafür verantwortlich, dass seine Patientin ihn gut behandelt. Der Therapeut sorgt also für Höflichkeit, und Verlässlichkeit, indem er kooperatives Verhalten positiv verstärkt und unangemessenes Verhalten nicht toleriert, sondern anspricht. Nehmen wir in folgendem Beispiel an, die Patientin berichtet über Suizidgedanken, schweigt sich aber über die aktuelle Problemlage aus:

Jeder Therapeut ist selbst dafür verantwortlich, dass Patienten ihn gut behandeln

Beispiel

Th.: „Sie berichten über Suizidgedanken, das klingt bedrohlich, und ich denke, wir sollten das ernst nehmen. Können Sie sagen, wann genau diese Gedanken begonnen haben?"

Pat.: „... Weiß nicht ..."

Th.: „Nun, wann fühlten Sie sich das letzte Mal o.k.?"

Pat. schweigt bedeutsam

Th.: „???"

Pat.: „......"

Th.: „Nun, wenn Sie mir signalisieren, dass Sie Suizidgedanken haben, nehme ich an, dass Sie ein schwerwiegendes Problem haben, welches Sie anderweitig nicht lösen können. Gleichzeitig aber schweigen Sie und erzählen nichts über die Auslöser dieser Suizidgedanken. Darf ich Ihnen kurz sagen, wie es mir dabei geht?

Pat.: „... Hmm."

Th.: „Also, ich bekomme Angst um Sie und ich fühle mich hilflos. Wissen Sie, ich halte Hilflosigkeit leider ziemlich schlecht aus. Ich werde dann rasch ärgerlich. Das ist bei mir so. Und wenn ich ärgerlich werde, dann ärgere ich mich auch über Sie. Und wenn ich mich über Sie ärgere, dann übersehe ich all Ihre bedürftigen Seiten, die ja eigentlich dringend Rat und Unterstützung brauchen. Wollen Sie das bei mir erreichen?"

Pat.: „... Nein, es ist nur, ich habe das Gefühl, dass ... Sie verstehen mich überhaupt nicht ..."

Th.: „... Also, eigentlich möchten Sie, dass ich Sie verstehe?"

Pat.: „... Ja, genau ..."

Th.: „Prima, das möchte ich auch. Meinen Sie, es ist dann besonders sinnvoll, gar nichts zu erzählen?"

Pat.: „... Neeee ..."

Th.: „Das sehe ich auch so. Was wäre denn eine sinnvollere Reaktion?"

[...]

Wir wissen heute, dass es vielen Borderline-Patientinnen schwerfällt, die Wirkung des eigenen Verhaltens auf andere Personen stimmig einzuschätzen. Die meisten Patientinnen gehen davon aus, dass das Gegenüber die jeweilige *Absicht* hinter der Handlung „irgendwie" intuitiv versteht (oder diese verstehen sollte), und diese dann auch entsprechend würdigt (*Intention* statt Interaktion): *„Na klar, habe ich Sie in der letzten Stunde angeschrien, aber doch nur, weil ich so enttäuscht war von Ihnen, das müssen Sie doch merken!"* Auch hier sollte der Therapeut jede Gelegenheit nutzen, um diese Erwartungen zu korrigieren:

Schwierigkeiten, die Wirkung des eigenen Verhaltens auf andere zu verstehen

Ich kann Ihr Bedürfnis verstehen, dass ich Sie am besten intuitiv verstehen sollte ... Nur, bei der Hellseher-Prüfung bin ich leider durchgefallen, deshalb bin ich Therapeut geworden. Und wie allen anderen Menschen auch, muss man den Therapeuten die Dinge erzählen, sonst verstehen sie manchmal das Falsche ...

Der Therapeut benennt seine eigenen Emotionen. Der Therapeut bietet sich als ein zielorientierter, engagierter und *emotional spürbarer* Partner an. Er sollte seine eigenen Gefühle sensitiv wahrnehmen und diese sehr früh auch benennen. Methoden wie „technische Neutralität und Gegenübertragungsdeutungen" (Therapeut spürt Wut in sich aufsteigen und fragt: „Kann es sein, dass ein Teil von Ihnen sich bedroht sieht?") sollten besser unterlassen werden! Es erscheint uns wichtig, dies zu betonen, denn diese sogenannte technische Neutralität ist oft die Quelle massiver – vom Therapeuten erzeugter – Beziehungsprobleme, die dann wieder bearbeitet werden wollen, was zu einer unnötigen und artifiziellen Verlagerung der Therapieinhalte führt, die kaum zur Verbesserung der psychosozialen Situation der Patientinnen beitragen. Es gibt mittlerweile eine Reihe von empirischen Untersuchungen zu interaktionellen Prozessen bei der Kommunikation (sharing) von intensiven Emotionen: Je emotionaler der eine Partner berichtet, desto eher erwartet er, dass sein Gegenüber ebenfalls emotionaler reagiert – der Zuhörer antwortet dabei bei starken Emotionen weniger differenziert. Er wird kognitiv einfacher und tendiert dazu, sich körperlich tröstend oder beruhigend zuzuwenden. Eine scheinbar neutrale, d.h. unbeteiligte oder verbal distinguierte Antwort auf einen hochemotionalen Bericht ist also mitnichten neutral, sondern eine *invalidierende,* zurückweisende Reaktion, die bei jedem Betroffenen – nicht nur bei Borderline-Patienten – Enttäuschung und Ärger hervorrufen wird. Und gerade Borderline-Patienten, die ja mit genau diesen Erfahrungen groß geworden sind, reagieren darauf oft wütend, fühlen sich – zurecht – nicht „gesehen" oder irritiert. Hinzu kommt, dass Borderline-Patienten generell die Tendenz haben, neutrale Gesichtsausdrücke als negativ zu interpretieren. Hypomimetische Therapeuten haben es also schwieriger. Man tut also gut daran, sich klarzumachen, dass „technische Neutralität" eben *nicht* neutral ist, sondern jeder normalen menschlichen konventionellen Interaktion widerspricht: Das Prinzip der Gegenseitigkeit ist aufgehoben, der Therapeut verweigert sich als menschliches Gegenüber. So entsteht ein Erwartungsvakuum, welches die Interessen des Patienten bündelt und seine Energien auf den

Technische Neutralität erzeugt iatrogene Beziehungsprobleme!

Tendenz, neutrale Gesichtsausdrücke als negativ zu interpretieren

Therapeuten fokussiert. Nichts ist so spannend und mystisch überhöht wie ein technisch neutraler Therapeut. Das mag bei manchen Störungsbildern hilfreich sein, bisweilen vielleicht unabdingbar, für Therapeuten wahrscheinlich auch sehr amüsant und bereichernd, Borderline-Patientinnen aber, die sowieso Schwierigkeiten haben, mit der Realität zurechtzukommen, brauchen etwas anderes: einen „ganz normalen Menschen", der kommuniziert wie ein ganz normaler Mensch, der antwortet, wenn er etwas gefragt wird und erläutert, wo seine individuellen kommunikativen Grenzen liegen. Mein Ratschlag an angehende DBT-Therapeuten lautet daher etwas lapidar: Hängen Sie bitte Ihren therapeutischen Habitus an den Nagel, bevor Sie beginnen, mit Borderline-Patienten zu arbeiten – Sie werden verblüfft sein über die Wirkung. Auf adäquate emotionale Reaktionen der Patientinnen, auch wenn sie manchmal etwas zu intensiv ausgeprägt sind, sollte daher im Sinne von disziplinierter Selbstöffnung geantwortet werden: *„Das verstehe ich, dass Sie enttäuscht sind, wenn Sie diesen Job nicht bekommen, ich glaube, das ginge mir ganz genauso."* Bei inadäquatem, also unangemessenem Verhalten sollten Sie entweder Ihre Emotionen als Reaktion auf die jeweiligen Verhaltensmuster der Patientin benennen oder schlicht löschen, indem Sie Ihre Aufmerksamkeit abwenden und gar nicht reagieren.

Video- und Audioaufnahmen regelhaft einsetzen

In jeder Stunde werden Video- und Audioaufzeichnungen gemacht. Der Einsatz neuer Medien erspart viel Zeit und Missverständnisse. Die Patientin wird gebeten, jede Stunde mithilfe von MP3-Aufnahmen zu Hause nachzubereiten. Insbesondere sollte sie auf Passagen achten, während derer sie sich vom Therapeuten nicht verstanden gefühlt hatte. Sie wird ermuntert, nachzuprüfen, ob dies am Therapeuten lag, oder ob sie sich vielleicht selbst nicht klar genug geäußert hatte. Diese Sequenzen können in der nächsten Stunde noch einmal angehört und bearbeitet werden. Auch die Videoaufzeichnungen können zur Reflexion über die abgelaufene Stunde herangezogen werden. Wir haben damit ausgezeichnete Erfahrungen gerade hinsichtlich der Beziehungsklärung gemacht.

Schwierigkeiten, Bezugspersonen als verlässlich und tragfähig zu erleben

Der Therapeut sorgt gerade in der Anfangsphase für „Objektkonstanz". Borderline-Patientinnen haben häufig Schwierigkeiten, sich ein „inneres Bild" des Therapeuten zu vergegenwärtigen. Wenige Tage Distanz können zum Gefühl des völligen Verlustes führen. Die Vorstellung, alleine zu sein, ohne von einer wichtigen Bezugsperson wahrgenommen zu werden, löst dann rasch ein tiefgreifendes Gefühl von Einsamkeit und abgrundtiefer Verlassenheit aus. Viele Verhaltensmuster, die darauf zielen, den Therapeuten zu kontrollieren oder dessen Abwesenheiten zu verhindern, können mit dieser Angst erklärt werden. Wir müssen uns als Therapeuten vergegenwärtigen, dass wir über einen längeren Zeitraum die zentrale Bezugsperson unserer Patientin werden und dass wir eine fast körperliche Abhängigkeit erzeugen, wenn wir uns dem entziehen. Gerade weil diese Abhängigkeit so intensiv erlebt wird, beobachten viele Patientinnen eifersüchtig, manchmal voll Argwohn, Sehnsucht und Verletzbarkeit den Umgang mit anderen Patienten oder das Privatleben ihrer Therapeuten. Der reflexhafte Versuch der Therapeuten, die diese Sogwirkung spüren, ist in aller Regel Abgrenzung und Verschanzung hinter ihrer Therapeutenrolle. Wir können davon ausgehen, dass Borderline-Patientinnen ein mikroskopisch feines Gespür für Authentizität und Rollenspiele haben. Rückzug aus der Beziehung seitens des Therapeuten wird meist erkannt, bevor dies dem Therapeuten selbst bewusst wird. Die Folge ist, dass unsere Patientinnen ihr Verhalten intensivieren. Mir sind Fälle von Patientinnen berichtet worden, die nachts im Vorgarten ihres Therapeuten kampieren und den Briefkasten überwachen. Es gibt zwei sehr einfache Antworten auf dieses Problem:

Zum ersten sollte der Therapeut aus seiner Rolle heraus- und der Patientin als authentisches Gegenüber auftreten. Es hat sich als günstig erwiesen, der Patientin die wichtigsten Fakten aus dem privaten Leben (Ehestand, Kinder, Wohnung usw.) mitzuteilen. DBT-Therapeuten geben ihre private Telefonnummer an die Patientin, da Telefonberatung in Krisensituationen zum obligaten Bestandteil der Therapie gehört. Je weniger „Geheimnisse", desto besser. Es hat sich gezeigt, dass diese Angebote selten missbraucht werden. Im Gegenteil, es bedarf meistens der Überredung oder Übung in Rollenspielen, dass von diesem telefonischen Angebot überhaupt Gebrauch gemacht wird. Schlagwortartig könnte man zusammenfassen: *„Wer sich vor Borderline-Patienten auf die Flucht begibt, der wird auch verfolgt werden"*. Natürlich obliegt es dem „inneren Gespür" des Therapeuten, seine eigenen Grenzen auszuloten und nur so viel von seinem Privatleben preiszugeben, wie es ihm als „stimmig" erscheint – und dies wird sich von Patientin zu Patientin unterschiedlich entwickeln. Dass er seine Patienten nicht mit seinen privaten Problemen behelligt, versteht sich von selbst. Es geht hier vielmehr um die „Gestalt" der therapeutischen Beziehung: Therapeut und Patientin gehen ein Arbeitsbündnis ein, um gemeinsam an den Borderline-spezifischen Erlebens- und Verhaltensmustern zu arbeiten. Zum zweiten sollte der Therapeut sehr früh damit beginnen, der Patientin Strategien zu vermitteln, um das „Alleinsein" zu bewältigen. Der Unterschied zwischen Einsamkeit und Alleinsein liegt in der defizitären Wahrnehmung („es fehlt etwas"). Was tun Verliebte oder Mütter von kleinen Kindern, die unter starker Sehnsucht leiden? Sie versetzen sich mental in eine Beziehung. Eben dies sollte unseren Patientinnen, möglichst konkret, vermittelt werden. Als hilfreich hat sich erwiesen, Fotografien aus dem Therapiezimmer mitzugeben, Tonaufnahmen der Therapiestunde oder kleine Geschenke. Manchen meiner Patientinnen hat es geholfen, wenn sie kleine Fetische in meinem Zimmer deponieren konnten („so dass ein Teil von mir immer hier bei Ihnen bleibt"). In einer schweren Krisensituation ging ich so weit, einer sehr suizidalen Patientin, die eine akute Vergewaltigung erlebt hatte und sich sehr bedroht fühlte, meine Lederjacke zu leihen – sie fühlte sich geschützt und brachte sie dankend nach einer Woche wieder. Dem auf Einhaltung „technischer Neutralität" geschulten Therapeuten, dem sich hier die Haare sträuben, sei an dieser Stelle gesagt, dass diese aktive Bindungsarbeit in der DBT durch sehr konsequente Arbeit an der Veränderung von dysfunktionalen Verhaltensmustern (wenn ich eine sehr harte Bergtour vor mir habe, sollte ich den Bergführer mögen und ihm vertrauen) balanciert wird. In der DBT wird Beziehung – wenn sie denn etabliert ist – eingesetzt, um Verhalten zu modifizieren. Da wir davon ausgehen, dass wohlwollende Nähe und Aufmerksamkeit des Therapeuten als starke Verstärker wirken, tun wir gut daran, diese Nähe zum Aufbau von funktionalem (langfristig sinnvollem) Verhalten und zum Abbau von dysfunktionalem (kurzfristig hilfreichem, aber langfristig störendem) Verhalten einzusetzen. Das heißt, dass der Therapeut ganz bewusst seine verbale und nonverbale Aufmerksamkeit steuert. Engagiert sich die Patientin beispielsweise stark, indem sie sich, trotz sozialer Phobie, um einen Praktikumsplatz bemüht, so wird der Therapeut seine Zuwendung steigern. Verweigert sie die Mitarbeit, so wird er sich etwas distanzieren. Diese Dosierungen beinhalten neben verbalen und nonverbalen Signalen auch strukturelle Komponenten: Dauer der Therapiestunde, gezielte Anrufe zwischen den Stunden bis hin zu extra Therapiestunden bzw. Therapiepausen. Dabei darf vorausgesetzt werden, dass aversive Konsequenzen potenziell immer die Beziehung gefährden, daher grundsätzlich auf das Verhalten und nie auf die betroffene Person bezogen werden dürfen:

Umgang mit Einsamkeit

Erinnerungsstücke als mentale Beziehungsbrücken

Nähe und Aufmerksamkeit fungiert als Verstärker

Sie wissen, ich schätze Sie sehr, und ich bin mir sicher, dass wir auf einem guten Weg sind, und gerade deshalb muss ich reagieren, wenn Sie die Abmachungen nicht einhalten. Also, wenn Sie sich das nächste Mal verletzen, ohne zumindest versucht zu haben, mich anzurufen, denke ich, wir sollten eine Stunde ausfallen lassen. Ich weiß, das klingt hart, aber Sie sind mir zu wichtig, als dass ich in diesem Punkt nachlässig sein darf.

Validierungsstrategien fördern Beziehungsaufbau

Wie bereits ausgeführt, ist eine tragfähige Beziehung unabdingbare Voraussetzung, um derart belastende Interventionen durchzuführen. Neben störungsspezifischer Kompetenz, Loyalität und Authentizität, können in der DBT insbesondere die sogenannten „Validierungsstrategien" als Strategien zur Förderung des Beziehungsaufbaus charakterisiert werden.

Der Therapeut beachtet seine eigenen Grenzen. Wie spät kann man mich noch zu Hause anrufen? Wie viel Unsicherheit kann ich ertragen? Kann ich Stunden verlängern oder zusätzliche Stunden anbieten? Wie viel Angst um die Patientin kann ich aushalten? Wie reagiere ich auf Hochrisikoverhalten? Wie reagiere ich auf ein Geburtstagsgeschenk von der Patientin? Jeder Therapeut wird diese Fragen zu unterschiedlichen Zeiten, bei unterschiedlichen Patientinnen unterschiedlich beantworten. Dies ist normal. Wichtig ist lediglich, dass diese jeweiligen Grenzen für die Patientin transparent gemacht werden sollten. Ein häufiger Fehler besteht darin, zu spät auf seine Grenzen zu achten und Überschreitungen zu lange zu tolerieren, um dann in heftigen Gegenreaktionen zu münden.

Der Therapeut hilft der Patientin, mit seinen Grenzen umzugehen. Da diese jeweiligen individuellen Grenzen zumeist weder objektiv noch im Sinne der Patientin sind, sollte dies auch so benannt werden:

Ich sehe, dass Sie im Augenblick nachts alleine starke Angst haben. Ich verstehe nur zu gut, dass Sie mich am liebsten jeden Abend anrufen würden, um ein Stück Sicherheit und Realität zu erlangen. Nur, ich packe das zurzeit nicht. Ich bin abends ziemlich müde und muss früh ins Bett, weil mich morgens die Kinder wecken. Wenn Sie mich einmal die Woche abends anrufen, ist das in Ordnung, aber öfter ... Dies würde meine derzeitigen Belastungsgrenzen überschreiten. Wie kann ich Ihnen denn helfen, mit dieser Angst umzugehen? Beschreiben Sie doch mal möglichst konkret, welche Skills Ihnen in dieser Situation schon geholfen haben ...

Balance zwischen Akzeptanz und Veränderung

Der Therapeut balanciert zwischen Akzeptanz und dem Drängen auf Veränderung. Emotionales Leid schreit nach Lösungen, nach rascher Beseitigung und Abhilfe. Häufig erweisen sich kurzfristige Bewältigungsversuche jedoch als dysfunktional, da sie das emotionale Leid nicht zu einer Lösung führen, sondern festschreiben. Der erste Schritt in die Veränderung eines aktivierten dysfunktionalen kognitiv-emotionalen Schemas ist immer die innere Distanz: „Ich bin nicht mein Gefühl, ich habe ein Gefühl – ist dieses Gefühl jetzt gerade angemessen oder nicht?" Dieser Satz wird die ganze Therapie begleiten. Der erste Schritt zur inneren Distanzierung aber ist die Akzeptanz. Erst wenn ich anerkenne, dass die Situation jetzt so ist, wie sie ist und nicht anders, kann ich mich von ihr distanzieren und sie aktiv gestalten („Dies ist jetzt eine Panikattacke.“ „Was kann ich tun, um mit auftauchender Angst adäquat umzugehen?“). Akzeptanz bedeutet nicht, die Situation gut oder negativ zu heißen, sondern schlicht deren Existenz festzustellen. Die DBT geht jedoch noch einen Schritt weiter. Unter „Akzeptanz“ beschreibt Linehan die „zentrale Bereitschaft des Therapeuten, den aktuellen Zustand als gegeben zu sehen und keine Verurteilungen, Schuldzuweisungen oder Manipulationen vorzunehmen“.

Balance zwischen Rigidität und Flexibilität

Der Therapeut balanciert zwischen Einhaltung der Regeln und Flexibilität. Von zwei Seiten droht der therapeutischen Arbeit Gefahr: Zeigt sich der Therapeut zu „weich“, also zu flexibel und angepasst an die jeweiligen Bedürfnisse der Patientin, so läuft er Gefahr, dysfunktionale Verhaltensmuster zu verstärken. Zeigt er sich zu rigide und starr, so läuft er Gefahr, die jeweiligen Bedürfnisse der Patientin zu übergehen und damit die Beziehung zu gefährden.

Beispiel

Eine Patientin berichtet *ca. 5 Minuten* vor Ende der Therapiestunde, dass ihr eine schwierige Begegnung mit ihrem Vater bevorsteht, dass sie sich dieser nicht gewachsen fühle, panische Angst vor Übergriffen habe und starken Drang spüre, sich zu suizidieren.

- *Zu rigides Verhalten:*
  „Das klingt sehr bedrohlich, dennoch muss ich auf die Einhaltung der Therapiezeiten achten. Ich hoffe, Sie können daraus lernen und das nächste Mal ein derart gewichtiges Problem früher ansprechen.“
- *Zu flexibles Verhalten:*
  „Das klingt bedrohlich! Ich finde es zwar unangemessen, dass Sie das so spät erzählen, aber wir müssen uns jetzt die Zeit nehmen, eine Lösung zu finden.“
- *Ausgewogene Balance:*
  „Das klingt bedrohlich, dennoch kann ich nicht einfach den Zeitrahmen sprengen. Ich habe um 14.30 Uhr Zeit für einen Telefontermin, den können Sie wahrnehmen. Die Zeit, die wir zur Lösung des Problems brauchen, geht dann leider von Ihrer nächsten Stunde ab. Das hilft Ihnen vielleicht, zentrale Probleme so zeitig anzusprechen, dass wir sie bearbeiten können.“

Balance zwischen Unterstützung und Forderung

Der Therapeut balanciert zwischen stützender und wohlwollend fordernder Haltung. Der Therapeut sollte abwägen, wann er der Patientin aktive Hilfestellung gibt, wann er also konkrete Lösungsvorschläge anbieten oder gar selbst eingreifen sollte, und wann diese Hilfe unnötig ist. Wann immer möglich, sollte der Therapeut die vorhandenen Fähigkeiten der Patientin erkennen, adaptives Verhalten und Selbstkontrolle verstärken und sich weigern, in Situationen die Verantwortung zu übernehmen, in denen die Patientin selbst für sich sorgen kann.

Beispiel

Die Patientin berichtet, dass sie in der chirurgischen Ambulanz bei der Versorgung ihrer selbst zugefügten Schnittwunden sehr abfällig und geringschätzend behandelt worden sei. Man habe sie als „durchgedreht und irre“ bezeichnet. Sie halte diese Demütigung nicht länger aus, der Therapeut solle in der Ambulanz anrufen und für eine adäquate Behandlung seiner Patientin sorgen.

- *Balancierte Lösung:*
  „Nun, ich kann spüren und nachvollziehen, wie sehr Sie diese Bemerkungen kränken. Ich glaube, mir ginge das genauso. Wenn man wehrlos ist und der andere nützt seine Machtposition, um zu erniedrigen, dann fühlt man sich ohnmächtig und sucht Hilfe. Andererseits ist natürlich so eine unangenehme Konsequenz nach einer Selbstverletzung auch nicht schlecht. Vielleicht können Sie, wenn Sie das nächste Mal daran denken, auf Skills zurückgreifen und die Selbstverletzung vermeiden? Gut, dennoch ... wie wünschen Sie denn, von den Chirurgen behandelt zu werden? ... Und vor allem, wie können Sie selbst den Chirurgen das klarmachen? Wie wäre es, wenn Sie die Skills zur zwischenmenschlichen Effektivität nützen könnten ... Und vielleicht üben wir das jetzt gleich mit einem Rollenspiel ...?“

Der Therapeut nutzt seine Fehler. Die vielfältigen, komplexen und schwierigen Aufgaben in der Borderline-Therapie bringen es unausweichlich mit sich, dass der Therapeut Fehler macht. Der Umgang mit seinen eigenen Fehlern ist sicherlich ein besserer Indikator für gute Therapie als Perfektion. Worin der Fehler auch liegen mag (Vergessen von Vereinbarungen, zu rigides Verhalten, Ungeduld, manchmal genügt ein Lächeln zum falschen Zeitpunkt), der Therapeut muss bereit sein, Fehler zu erkennen und unumwunden zuzugeben. Jeder Fehler birgt auch eine Möglichkeit – der Therapeut dient als Modell, wie man mit Fehlern umgeht: zugeben und reparieren.

Ressourcen herausarbeiten

Der Therapeut ist optimistisch und ressourcenorientiert. Die Arbeit mit Borderline-Patientinnen kostet Kraft. Am meisten Kraft kostet sie die Patientinnen. Der Therapeut sollte dies wissen, bestätigen und belohnen. Schon kleine Schritte sind für die Patientin oft harte Arbeit. Da die Patientinnen sich häufig mit anderen vergleichen und ihre eigenen Leistungen geringschätzen, hilft der Therapeut, die subjektive Relation anzuerkennen.

Beispiel

Selbst-Validierung

„... Sie sagen, es ist keine besondere Leistung, morgens um acht pünktlich bei der Arbeit zu sein, die anderen schaffen es ja auch. Und Sie sind sicher, dass die anderen ebenfalls Einschlafstörungen haben, von Alpträumen aufwachen, Antidepressiva nehmen und morgens im Bus beim Lesen der Bildzeitung Flashbacks bekommen ...? Kann es sein, dass Sie Ihre Leistung da ein bisschen unterschätzen ...? Das erinnert mich daran, als ich neulich mal beschloss, wieder mit dem Joggen zu beginnen. Ich fragte einen Freund, mich zu begleiten. Der Freund war gut trainiert, er lief schon seit drei Jahren regelmäßig zweimal die Woche. Als ich das zweite Mal mit ihm lief, ich glaube, es war so nach 5 km, da fühlte ich mich wie tot, ich konnte einfach nicht mehr und mein Freund kam noch nicht mal ins Schwitzen ... Da dachte ich mir, ich bin die völlige Niete, weil ich so viel schlechter bin als mein Freund. Ja, dann habe ich wieder aufgehört, zu joggen ... was vielleicht auch nicht so klug war. Oder was meinen Sie?“

Zusammenfassend sollte noch einmal betont werden, dass die häufigsten Fehler in der Beziehungsregulation nicht beim Patienten, sondern beim Therapeuten zu suchen sind. Er sollte sich als authentisches Gegenüber anbieten, aktiv und kreativ die Verantwortung für den Aufbau der Beziehung übernehmen und diese zur Modifikation dysfunktionaler Verhaltensmuster einsetzen. Mit dieser Maßgabe ist auch ein gut ausgebildeter Therapeut ohne den Rückhalt einer kollegialen Intervisionsgruppe oft überfordert. DBT ist ohne regelmäßige Teamkonsultation daher nur schlecht durchführbar. Deshalb widmet die DBT dieser Konsultationsgruppe ein eigenes Kapitel (vgl. Kap. 4.8)

4.5 Behandlungsstadien

Drei Behandlungsstadien

Stadium der Orientierung

Die Diagnose „Borderline-Störung" umfasst ein sehr weites Feld an Psychopathologie: Es kann sein, dass Patientinnen sich schlicht als hoffnungslosen Problemfall sehen, mit keinerlei Aussicht auf Behandlungserfolg; es kann sein, dass schwere Selbstverletzungen im Vordergrund stehen oder auch quälende Selbstbeschuldigungen, die zwar eine berufliche Teilhabe nicht stören, aber ansonsten das Leben zur Hölle machen. Eine unterschiedliche Problemlage erfordert unterschiedliche Behandlungsfoki und unterschiedliche Interventionen. Um diesen Prozess etwas übersichtlicher zu gestalten, gliedert sich die DBT in drei Behandlungsstadien und schaltet noch das Stadium 0 (Orientierung) vor. In diesem Stadium 0 werden Patienten verortet, die schwerwiegendes Problemverhalten aufweisen, aber sich derzeit nicht vorstellen können, irgendeine Form von Psychotherapie anzupacken, sich an die notwendigen Regeln zu halten oder schlicht andere Pläne verfolgen, und deren Leben daher hochgradig gefährdet ist oder sich weitgehend im Umfeld geschlossener Stationen abspielt.

Die Einteilung in die drei Therapiestadien orientiert sich am jeweiligen Schweregrad der Störung. Die Patientinnen müssen nicht zwingend alle Stadien durchlaufen. Sie können natürlich auch in einem höheren Stadium beginnen und manchmal vorübergehend auf ein niedrigeres Stadium zurückfallen. Die Behandlung in den drei Therapiestadien gliedert sich jeweils in spezifische Behandlungsphasen (vgl. Abb. 5).

Dynamische Hierarchisierung der Fokus-Wahl

> **Merke**
>
> Unabhängig von Therapiestadium oder Phase gilt jedoch immer die einfache Faustregel der dynamischen Hierarchisierung: Lebensgefahr vor schweren Krisen vor Therapieabbruch vor freier Problemwahl.

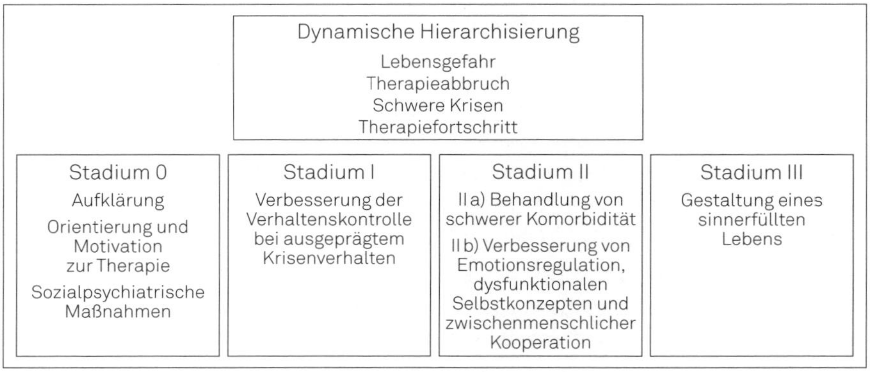
Dynamische Hierarchisierung
Lebensgefahr
Therapieabbruch
Schwere Krisen
Therapiefortschritt
Stadium 0
Aufklärung
Orientierung und Motivation zur Therapie
Sozialpsychiatrische Maßnahmen
Stadium I
Verbesserung der Verhaltenskontrolle bei ausgeprägtem Krisenverhalten
Stadium II
II a) Behandlung von schwerer Komorbidität
II b) Verbesserung von Emotionsregulation, dysfunktionalen Selbstkonzepten und zwischenmenschlicher Kooperation
Stadium III
Gestaltung eines sinnerfüllten Lebens

Abbildung 5: DBT-Therapiestadien

Die gesamte Therapie im ambulanten Setting erstreckt sich meist über einen Zeitraum von ein bis zwei Jahren. Die Dauer der einzelnen Stadien ist abhängig von der jeweiligen Patientin, dem Ausmaß der Störung und sicherlich auch von sozialen Parametern, die Sie als Therapeut ja nicht immer gut beeinflussen können. Als Faustregel sollte jedoch gelten, dass das erste Therapiestadium (Aufbau von Verhaltenskontrolle bei schwerwiegendem Krisenverhalten) keinesfalls länger als 6 Monate dauern sollte. In den allermeisten Fällen sollten hier nach drei Monaten bereits deutliche Fortschritte erzielt werden. Ein systemimmanentes Phänomen der DBT ist, dass sich Therapeuten und Patientinnen bisweilen ausgesprochen lange und intensiv mit Problemverhalten wie Selbstverletzungen oder chronischer Suizidalität auseinandersetzen, um nicht zu sagen aufhalten, und dabei übersehen, dass andere psychische Störungen (PTBS, Essstörungen) oder auch automatisierte dysfunktionale emotionale Muster diese aufrechterhalten. Ein rascherer Wechsel in das Therapiestadium II, selbst wenn sich Patientinnen noch ab und an selbstverletzen, hat sich in diesem Fall als günstig erwiesen.

Keine Hyperfokussierung auf Selbstverletzungen

4.5.1 Stadium der Orientierung

Aufklärung und Motivation zur Therapie

Die meisten Menschen mit Borderline-Störung zeigen sich erleichtert, wenn man sie über die entsprechende Diagnose aufklärt: Endlich haben diese Probleme einen Namen und eine Gestalt. Und offensichtlich sind sie nicht die einzigen, die sich anders fühlen als alle anderen und von heftigsten Emotionen gebeutelt werden. Die meisten Menschen mit Borderline-Störung zeigen sich auch erleichtert, wenn man ihnen die Möglichkeiten einer psychotherapeutischen Behandlung aufzeigt und die insgesamt günstige Prognose vermittelt. Wie gesagt, die meisten. Dennoch gibt es einige Patientinnen, die erhebliche Schwierigkeiten haben, sich auf adäquate therapeutische Rahmenbedingungen einzulassen. Sie wünschen sich dann zwar Zuwendung und Unterstützung, haben jedoch Probleme, aktiv an Veränderungen ihres Erlebens und Verhaltens zu arbeiten. Wenn sich dann schwerwiegende Selbstverletzungen und suizidale Krisen häufen, kann das deutsche psychiatrische Versorgungssystem für diese Patientinnen zur Falle werden: Es ist relativ einfach, lange Zeitspannen in geschlossenen Aufnahmestationen zu verbringen, und es ist fast unmöglich, einen Platz in sozialtherapeutischen geschützten Wohngruppen zu erhalten. Für manche Patientinnen wirken geschlossen stationäre Aufenthalte verstärkend: Die engmaschige Zuwendung, die klaren Strukturen, die limitierte Selbstverantwortung und die Bestätigung, dass man „wirklich" krank ist, wirken einerseits entlastend, andererseits aber auch als hochwirksame Verstärker. Lange Liegezeiten und wiederholte Aufnahmen sind die logische Folge. Wohlgemerkt: Für die allermeisten Borderline-Patientinnen können kurze stationäre Kriseninterventionen äußerst hilfreich sein. Wir sprechen von einer sehr kleinen Gruppe von BPS-Patientinnen, die sich in diesen wohlmeinend gesponnenen psychiatrischen Versorgungsnetzen verfangen.

Geschlossene Stationen können dysfunktionales Verhalten verstärken

Wie sollte man mit diesen Patientinnen professionell umgehen? Zielsetzung der „Orientierungsphase" ist einerseits, den Patientinnen eine Struktur zu vermitteln, in welcher sie überleben können. Andererseits geht es darum, sie zu ermutigen, sich in zielführende psychiatrisch/psychotherapeutische Behandlung zu begeben. Die größte Schwierigkeit im geschlossen-stationären Setting ist, eine Balance zwischen wohlwol-

Balance zwischen Unterstützung und klaren Grenzen

lender Unterstützung und strikter Klarheit zu finden, dass es sich eben um eine zeitlich limitierte Krisenintervention handelt und nicht um Psychotherapie „light". Das gesamte Team sollte geschult werden, dysfunktionales Verhalten wie Suiziddrohungen, Selbstverletzungen oder Fixierungswünsche nicht durch Aufmerksamkeit und Zuwendung zu verstärken. Zudem sollte man dafür sorgen, dass diese Verstärkung nicht durch Mitpatientinnen erfolgt. Befinden sich zwei oder mehrere Borderline-Patientinnen auf geschlossenen Stationen, erlebt man bisweilen regelrechte „Wettkämpfe" um die Position der schwierigsten Patientin – manchmal mit fatalen Folgen.

Themen im Stadium der Orientierung

1. Diagnostik, Psychoedukation, Aufklärung über Therapiemöglichkeiten
2. Strukturen zum Überleben schaffen (falls nötig, rechtzeitig an geschlossene Wohngruppen denken!)
3. Hochstress-Skills vermitteln
4. Arbeit an der Motivation zur kontinuierlichen Psychotherapie

Auf soziale (familiäre) aufrechterhaltende Variablen achten

(1) Im Rahmen der *Diagnostik* in dieser Phase sollte man die sozialen Parameter möglichst genau erfassen. Häufig spielen gerade bei jungen Menschen verdeckte familiäre Interventionen oder auch Freundschaften mit anderen Borderline-Patientinnen eine wesentliche Rolle, wenn es schwerfällt, sich für funktionelle Strukturen wie etwa betreute Wohngruppen zu entscheiden.

Tragfähige ambulante Strukturen schaffen

(2) Ein zentrales Ziel in dieser Orientierungsphase ist, *tragfähige Strukturen* zu schaffen, die repetitive psychiatrische Aufenthalte überflüssig machen. Manchmal ist der dringende Wunsch nach Selbstbestimmtheit und den eigenen vier Wänden durchwoben von der Angst vor dem Alleinsein, tiefer Einsamkeit und drängenden Suizidgedanken. Gerade für junge Erwachsene mit Heimerfahrung ist es manchmal äußerst schwierig, sich mit dem Gedanken anzufreunden, sich auf betreute Wohngruppen einzulassen. Dann ist es oft hilfreich, auf ein Probewohnen hinzuwirken. Es gibt mittlerweile Wohngruppen, die sich auf Borderline-Patientinnen spezialisiert haben und nach den Prinzipien der DBT arbeiten – mit ausgezeichneten langfristigen Erfolgen! Und gerade für chronisch schwerkranke Borderline-Patientinnen mit vielen Therapieabbrüchen und anhaltender Selbstgefährdung ist die vorübergehende Unterbringung in geschlossenen Wohngruppen oft erleichternd und eine bessere Basis als die mehrmonatigen Aufenthalte in geschlossenen psychiatrischen Akutstationen. Vielleicht verdeutlicht dies die Aussage einer Patientin, die seit einem Jahr in einer geschlossenen Wohngruppe im Ertlhof, einer geschlossenen Wohneinrichtung in Bayern, lebt: *„Seit ich 7 Jahre alt bin, war ich in unzähligen Einrichtungen. Die erste Frage lautete immer: ‚Wann gehst du wieder?' Hier, im Ertlhof, habe ich das erste Mal das Gefühl, dass man mir die Zeit gibt, die ich tatsächlich brauche, um anzukommen, Boden zu fassen, mich zu entwickeln und in meinem Tempo die nächsten Schritte in ein eigenständigeres Leben zu gehen."*

Betreute Wohngruppen häufig hilfreich

Hochstress-Skills sind kein Ersatz für Psychotherapie

(3) Sicherlich benötigen gerade Patientinnen in der Orientierungsphase Fertigkeiten, um mit hoher Anspannung und Verzweiflung zurechtzukommen. Eine zeitlich limitierte und strukturierte Schulung von *Stresstoleranz-Skills* (vgl. Kap. 4.7.4) ist wirkungsvoll. Man sollte jedoch klarstellen, dass diese Skills keine Psychotherapie ersetzen können! Hochstress-Skills zielen darauf, Verzweiflung und Hochspannung herunter-

zuregeln – meist durch Ablenkung. Psychotherapie zielt darauf, dass diese Zustände nicht mehr entstehen. Das ist ein bedeutender Unterschied.

(4) „Jedes Verhalten hat im gegenwärtigen Kontext Sinn" – diese grundlegende Annahme der Verhaltenstherapie gilt für Borderline-Patientinnen in der Orientierungsphase in ganz besonderem Maße. Auch wenn die Erlebens- und Verhaltensmuster für Außenstehende bisweilen schwer nachzuvollziehen sind – die Patienten versuchen, das Optimum aus ihrer unerträglichen Situation zu machen. Es liegt also an uns, die aufrechterhaltenden Bedingungen zu verstehen, offenzulegen und Alternativen zu entwickeln. Der Satz „Die Patientin ist nicht ausreichend motiviert, tragfähige Strukturen zu schaffen und eine Psychotherapie zu beginnen" sollte nicht als Resignativ verstanden werden, sondern als Therapieauftrag. Die Stärke von Motivation speist sich aus dem subjektiven Wert eines Zieles und der Erwartung, dieses Ziel auch erreichen zu können. Arbeit an der Motivation besteht also einerseits im Herausarbeiten von subjektiven Werten und Zielen *(„Ich möchte Kindergärtnerin werden")* und deren Antagonisten *(„In meinem Dorf gibt es keine Kindergärten und ich kann mich nicht von meiner Familie trennen")* sowie andererseits von Erwartungshaltungen *(„Ich bin zu blöde, ich werde wieder versagen, das werde ich nicht überleben")*. Das klingt zunächst einfach. Viele Borderline-Patientinnen in der Orientierungsphase haben jedoch einen sehr schlechten Zugang zu ihrem eigenen Bedürfnis- und Motivationssystem. Sie fühlen sich fremd – sich selbst gegenüber (Alienation) und wissen nur vage, was ihnen guttut, oder was sie sich für Ziele setzen könnten. Offensichtlich ist es einfacher, zu spüren, was man nicht möchte – und das ist dann oft überwältigend viel. Einfache Übungen, um herauszufinden, was man in diesem Lebenskontext möchte, was einem gefällt und guttut, was einen zufrieden macht und was einem missfällt und unzufrieden macht, können hier sehr hilfreich sein, um einen ersten vertrauensvollen Zugang zum eigenen Motivationssystem zu ermöglichen. Sonst kommt es häufig dazu, dass Patienten kurzfristig fremdgesteuert Wege einschlagen, die sie dann rasch wieder abbrechen. Manchmal ist es sehr hilfreich, gerade bei unentschlossenen jungen BPS-Patientinnen den Kontakt zu DBT-Peer-Coaches herzustellen (vgl. Kap. 4.12 sowie Karte „Checkliste Behandlungsstadium 0" am Ende des Buches).

Eigene Werte und Ziele erkennen

4.5.2 Phase der Vorbereitung in den Therapiestadien I bis III

Allen drei Therapiestadien gemeinsam ist die klare Trennung zwischen der jeweiligen Vorbereitungsphase (Pre-Treatment-Phase) und den eigentlichen Behandlungsphasen.

Themen der Vorbereitungsphase (Stadium I bis III)

- Diagnostik
- Aufklärung über das Störungsbild
- Aufklärung über Methodik der DBT
- Non-Suizid-Vereinbarung

Aufklärung über das Störungsbild

Nach der Diagnostik (vgl. Kap. 3) wird die Patientin über das Störungsbild entsprechend aufgeklärt. Erfahrungsgemäß sind die meisten Patientinnen interessiert daran, sich gründlicher mit dieser Diagnose und den Behandlungsmöglichkeiten auseinanderzusetzen. Es gibt mittlerweile eine Reihe von Patienten-Ratgebern (auch für Jugendliche), die hier empfohlen werden können (Bohus & Reicherzer 2012; Wewetzer & Bohus 2016; Knuf & Tilly, 2018). Da die Psychoedukation während des gesamten Therapieverlaufs eine wichtige Rolle spielt, sollte der Begriff „Borderline-Störung" sehr früh genannt, die typischen Verhaltensmuster besprochen sowie das neuro-behaviorale Entstehungsmodell vermittelt werden. Im Allgemeinen erleben die Patientinnen das diagnostische Gespräch als entlastend. Dennoch sollte vom Therapeuten auf eine mögliche kränkende „Etikettierung" eingegangen werden.

Patienten-Ratgeber zur Psychoedukation

Zur Spezialistin für Borderline-Störungen werden

Aufklärung über die Methodik der DBT

Auf dieser Basis ist es dann meist einfacher, die Grundzüge und die wichtigsten Methoden der DBT zu erklären: Der Therapeut greift die individuellen Behandlungswünsche der Patientin auf, erklärt die dynamische Hierarchisierung der Behandlungsfoki der DBT und gibt eine grobe Orientierung über die Methodik. Er erklärt, dass suizidale Verhaltensmuster und schwere Selbstschädigung vordringlich behandelt werden (*„Wenn Sie tot sind, können wir keine Therapie mehr machen"*, *„Solange Sie über diesen hervorragenden Notausgang der Selbstschädigung verfügen, haben Sie wenig Chancen, neue Verhaltensmuster zu erlernen"*). Weiterhin erklärt er den Begriff „Therapieschädigendes Verhalten" (*„Darunter versteht man jedes Verhalten von mir oder von Ihnen, das den Fortschritt oder gar den Bestand der Therapie gefährdet"*). Er erklärt die Handhabung des Wochenprotokolls (vgl. Anhang, S. 120), die Regeln zur Telefonberatung, die Modalitäten der Skills-Gruppe sowie die Zusammensetzung seiner Konsultationsgruppe. Es hat sich gezeigt, dass die Patientinnen insbesondere zu Beginn der Therapie oft Schwierigkeiten haben, regelmäßig in die Skills-Gruppe zu gehen. Mögliche Fehlzeiten und Konsequenzen sollten daher bereits in der Vorbereitungsphase vereinbart werden:

Struktur und Inhalte transparent verhandelt

Einzeltherapeut motiviert zur Skills-Gruppe

> ... Ich halte es für unmöglich, ohne Skills-Gruppe gute Einzeltherapie durchzuführen. Wir brauchen die Skills, die Sie in der Gruppe lernen, um sie in der Einzeltherapie umzusetzen.

Weiterhin klärt der Therapeut über Vor- und Nachteile von Audio- und Videoaufnahmen auf, und holt sich die jeweiligen Einverständniserklärungen ein. Frequenz (max. 2 Stunden die Woche) und Dauer der Therapie wird festgelegt. Es hat sich als sinnvoll erwiesen, den Behandlungszeitrahmen zunächst auf ein halbes Jahr festzulegen und eine Fortsetzung der Therapie an einen erfolgreichen Verlauf zu knüpfen. Hierdurch wird der latenten Angst der Borderline-Patientinnen entgegengewirkt, gerade im Falle eines raschen Therapiefortschrittes den Therapeuten zu verlieren. Schließlich ist noch zu klären, wer die medikamentöse Behandlung betreut und welche Klinik im Notfall als stationäre Einrichtung zur Verfügung steht.

Kurz- und mittelfristige Behandlungsziele festlegen

Fortsetzung der Therapie an Therapieziele koppeln

Grundsätzlich sollten Therapeuten hier Mut machen. Gerade für jüngere Patientinnen ist es oft schwierig, den Schritt in eine strukturierte Behandlung zu wagen:

Ängste validieren und Mut zur Veränderung machen

Sprechen Sie Vorurteile gegenüber der Diagnose an, fragen Sie nach schlechten Erfahrungen in früheren Therapien, nach Ängsten, nicht verstanden zu werden, die Kontrolle abgeben zu müssen, nach Scham und nach Angst vor neuerlichem Versagen. Es ist gut, wenn Sie Ihrer Überzeugung Ausdruck geben, dass klare Strukturen zwar manchmal lästig wirken, aber bei der Behandlung der Borderline-Störung durchaus hilfreich sind. Dazu gehört etwa, dass man sich auf Behandlungsziele einigt und auf aktive Mitarbeit (Tagebuchkarten, Hausaufgaben, Skills-Training, Verhaltensexperimente etc.) verständigt. Machen Sie sich klar, dass die meisten Patienten zunächst einen Therapeuten suchen, der sie „versteht", und nicht jemanden, der darauf drängt, ihr Verhalten zu ändern. Vielleicht sprechen Sie dies aktiv an und praktizieren von Anfang an „acceptance und change":

> Ich verstehe gut, dass Sie nach jemandem suchen, der Sie tief versteht und annimmt – bei all den Erfahrungen, die Sie gemacht haben –, und trotzdem bin ich davon überzeugt, dass Ihnen das zwar kurzfristig vielleicht guttut, aber dass Sie langfristig von mir abhängig werden. Wollen Sie das wirklich? ... Umso wichtiger ist es, dass wir unsere gemeinsame Arbeit dazu nutzen, dass Sie erfahren, mit Ihren schmerzhaften Gefühlen sinnvoll umzugehen und Ihre Selbstverletzungen zu beenden. Dazu gibt es Skills, die Sie in der Gruppe lernen werden.

Non-Suizid-Vereinbarung

Ist die Patientin dann ausreichend motiviert, sollte bereits während der Vorbereitungsphase, also im Vorfeld der Behandlung, eine *Non-Suizid-Vereinbarung* ausgehandelt werden – also eine Art Vertrag, in welchem die Patientin zusichert, unter keinen Umständen während der Behandlung einen Suizidversuch zu begehen. Unsere Erfahrungen in den letzten 20 Jahren haben gezeigt, dass Borderline-Patientinnen in aller Regel in der Lage sind, ihr Verhalten diesbezüglich zu kontrollieren. Wenn Sie als Therapeut darauf bestehen, dass dies sozusagen die „Eintrittskarte" für die DBT ist, und wenn Sie die entsprechenden Argumente liefern, sollte es gelingen, die Non-Suizid-Vereinbarung gemeinsam zu entwickeln:

Non-Suizid-Vereinbarung aushandeln

Non-Suizid-Commitment-Strategien

1. Der Therapeut validiert die subjektive Not der Patientin und deren Wunsch, sich auch während der Therapie die Möglichkeit des Suizides offenzuhalten (*„... das kann ich verstehen, das wäre ungefähr so, wie wenn es brennt und ich würde Sie auffordern, den Notausgang zu schließen, bevor wir anfangen, zu löschen").*
2. Der Therapeut arbeitet heraus, dass er persönlich die Sicherheit brauche, dass sich seine Patientin nicht suizidiert, da er sonst Angst habe und schlechte Therapie mache (Wahrnehmung der eigenen Grenzen).
3. Der Therapeut erklärt, dass Suizidversuche ansteckend sind und dass die Patientin in der Skills-Gruppe andere Borderline-Patientinnen kennenlernen wird. Durch den Suizidversuch einer Patientin sind alle Mitpatientinnen gefährdet (*„... jeder Suizid ist ein sozialer Akt, der enorme Konsequenzen für die Mitmenschen birgt").*

4. Der Therapeut bietet alternative Hilfestellungen an *(„Wir werden daran arbeiten, dass wir ein Notfallnetzwerk aufbauen, so dass Sie gegebenenfalls telefonisch Hilfe bekommen, wenn Sie Suizidideen entwickeln“).*
5. Der Therapeut erklärt, dass die Patientin jederzeit über drängende Suizidimpulse berichten soll *(„Es klingt vielleicht banal, aber es ist ein erheblicher Unterschied, ob Sie darüber reden, dass Sie sich töten wollen, oder ob Sie bereit sind, dies zu tun“).*
6. Der Therapeut besteht darauf, dass die Vereinbarung eine unerlässliche Bedingung für die Aufnahme der Behandlung darstellt *(„Es tut mir leid, auch wenn es wie eine Erpressung klingt: Wenn Sie diese Vereinbarung nicht unterschreiben, kann ich die Therapie nicht durchführen ... Ich bin Ihnen jedoch gerne behilflich, einen Therapeuten zu finden, dem es nichts ausmacht, wenn Sie sich suizidieren. Wollen Sie das?“).*

Klären Sie auch darüber auf, dass ein erheblicher Unterschied zwischen automatisierten Suizidgedanken und Suizidversuchen besteht. Erstere werden in der DBT als dysfunktionale kognitive Problemlösestrategien verstanden und sollten besprochen werden, letztere gelten als schwerwiegende Gefährdung der sozialen Umgebung. Sicherlich wird es Ihrer Patientin leichter fallen, den Non-Suizid-Kontrakt zu unterschreiben, wenn Sie erfährt, dass Sie für den Notfall telefonisch erreichbar sind bzw. mit ihr zusammen einen Notfall-Krisenplan ausarbeiten.

Schriftliche Behandlungsvereinbarung

Auch wenn es ein bisschen bürokratisch klingt, so hat es sich doch bewährt, die Behandlungsvereinbarung zwischen dem Therapeuten und der Patientin schriftlich abzufassen. Ob man sich an einer Vorlage orientiert oder einen individuellen Entwurf kreiert – in jedem Fall sollte schriftlich festgehalten werden, dass die Patientin sich verpflichtet, während des Behandlungszeitraumes unter keinen Umständen einen Suizidversuch zu begehen.

Weitere Regeln, die festgehalten werden sollten, sind:

- Nach einer schwerwiegenden Selbstverletzung sollte eigenständig eine Verhaltensanalyse durchgeführt sowie 24 Stunden kein Kontakt mit dem Therapeuten aufgenommen werden (24-Stunden-Regel).
- Alle anderen psychotherapeutischen Behandlungen sollten vor Beginn der DBT beendet werden.
- Klinikeinweisungen sollten nur nach eingehender Rücksprache mit dem Therapeuten erfolgen.

4.5.3 Therapiestadium I: Krisenerzeugendes Verhalten – Aufbau von Verhaltenskontrolle bei schwerwiegenden Verhaltensproblemen

Kontrolle über bedrohliches Verhalten

Das vorranginge Ziel in *Therapiestadium I* ist es, der Patientin zu helfen, möglichst rasch die bedrohlichsten Verhaltensmuster mithilfe von Skills unter Kontrolle zu bekommen (vgl. Tab. 1). Dies sollte natürlich niemals das eigentliche Therapieziel der DBT sein. Vielmehr ist dies eine Voraussetzung, um außerhalb der stationären Psychiatrie zu überleben und um dann an den wichtigeren Aspekten zu arbeiten, die die DBT bietet.

Tabelle 1: Kriterien für und Themen im Therapiestadium I – Aufbau von Verhaltenskontrolle bei krisenerzeugendem Verhalten

Kriterien für Therapiestadium I	• Anhaltende Suizidversuche oder -androhungen • Wiederholte Bedrohung oder Angriffe auf andere • Lebensgefährliche Selbstverletzungen • Häufige ungeplante stationäre Aufnahmen • Gefährliches Hochrisikoverhalten • Schwerwiegende Verhaltensprobleme, die zur sozialen Isolierung führen
Themen im Therapiestadium I	• Therapieplanung – Aufbau von Motivation – Klärung der Behandlungsziele – Verhaltensanalyse des letzten Suizidversuches – Verhaltensanalyse des letzten Therapieabbruches – Analyse der biografischen Beziehungserfahrungen • Bearbeitung von schwerwiegenden Verhaltensproblemen • Vermittlung von Skills – Achtsamkeit – Stresstoleranz – Emotionsregulation

Daher sollten gerade in der motivationalen Phase Therapieziele erarbeitet werden, die sich an den Werten und Lebensmotiven der Patientin orientieren (*„Es geht nicht nur darum, zu überleben, sondern vor allem darum, ein sinnerfülltes und reiches Leben zu gestalten“*, oder einfacher ausgedrückt: *„Es geht um Leben, nicht nur ums Überleben“*). In aller Regel sollte dieses Therapiestadium nicht länger als 3 Monate dauern.

Die Therapieplanung im Therapiestadium I besteht aus mehreren Schritten:

Aufbau von Motivation

Arbeit an der Motivation

Gehen Sie zunächst am besten davon aus, dass viele Ihrer hilfesuchenden Borderline-Patientinnen zwar „irgendwie“ psychotherapeutische Unterstützung suchen, dass damit aber nicht unbedingt die Bereitschaft verknüpft ist, das eigene dysfunktionale Erleben und Verhalten zu verändern. Meistens dominiert der im- oder explizite Wunsch, *„verstanden zu werden“*, jemanden zu finden, der *„sieht, wie es einem geht“*, und entsprechend zuverlässig *„einfach immer da“* ist. Und selbst wenn es dem Therapeuten gelingt, die Patientin zu überzeugen, dass ohne eigenständige Arbeit und Veränderungen langfristig keine Besserung zu erwarten ist, so beinhaltet dies nicht notwendigerweise auch die Bereitschaft, die therapeutischen Methoden der DBT anzuwenden – also Hausaufgaben zu machen, Tagebuchkarten zu führen, Skills anzuwenden – ganz zu schweigen davon, sich mit unangenehmen Emotionen wie Ohnmacht, Enttäuschung, Ekel, Scham und Schuld oder auch Stolz auseinanderzusetzen und sich auf soziale Verhaltensexperimente einzulassen.

Drei Ebenen der Motivation

Der jeweilige motivationale Level Ihrer Patientin lässt sich in drei Ebenen einteilen: (1) Wunsch nach unterstützender Therapie; (2) Bereitschaft, inneres Erleben und Verhalten neu zu steuern und zu verändern; (3) Bereitschaft, sich auf die spezifische interventionelle Methodik einzulassen. Warum wir dies hier so dezidiert ausführen? Nun, die in vielen Supervisionen gewonnene (leidvolle) Erfahrung zeigt, dass es leicht zu grundlegenden Missverständnissen zwischen Patientinnen, Therapeuten, Teams und Supervisoren kommen kann, falls man sich nicht des gegenwärtigen motivationalen Levels vergewissert. Dann sprechen Therapeuten davon, dass die Patientin *„nicht mitmacht"*, und der Supervisor rät etwa zu einer grundlegenden Klärung der Veränderungsmotivation (Problem auf Level II), obgleich die Patientin lediglich Angst davor hat, eine Exposition zu beginnen (Problem auf Level III). Die Patientin aber wird sich missverstanden fühlen, falls der Therapeut, dem Ratschlag des Supervisors folgend, die Veränderungsmotivation thematisiert. Und da sie leicht kränkbar ist und wütend wird, weil man ihr diese Motivation abspricht, wird sie diese tatsächlich einstellen – was wiederum den Supervisor in seiner falschen Annahme bestätigt. Ein unprofessioneller iatrogener Teufelskreis beginnt, der zum Stillstand des therapeutischen Prozesses führen kann.

Permanente Arbeit an und mit der Motivation der Patientin ist in der DBT also ein grundlegender und iterativer, das heißt ständig wiederkehrender Prozess, der – wie bei jeder Face-to-face-Psychotherapie – auf zwei Säulen steht: (1) auf der therapeutischen Beziehung und (2) auf der Aktivierung von intrinsischen Werten und Zielen der Patienten. Die therapeutische Beziehung ist oben bereits ausführlich besprochen worden. Und damit kommt die zweite Säule der motivationalen Arbeit ins Spiel: *Werte und Ziele.*

Werte und Ziele als motivationale Variablen

Werte sind abstrakte, situationsübergreifende Grundüberzeugungen, die sich im Laufe des Lebens in Interaktion mit dem sozialen und kulturellen Umfeld entwickeln. Aus individualpsychologischer Sicht sind Werte bewusstseinsnahe Überzeugungen oder Grundhaltungen, die als „Muster" oder „Matrizen" unser Handeln und Erleben prägen und gestalten können. Werte bedienen vier Domänen: Identitätssicherung, Handlungsorientierung, Motivation und Sinnstiftung. Kurz zusammengefasst: Wenn es gelingt, seine Werte im Alltag umzusetzen, so fördert dies Sicherheit, Selbstwert, Sinnhaftigkeit und Energie. Jede gute Psychotherapie sollte sich also am Wertesystem des Patienten orientieren – meist geschieht dies implizit: Erfolgreiche Therapeuten verknüpfen Anforderungen, die sie an ihre Patienten stellen, meist mit deren wichtigen Werten und Lebensmotiven. Leider gestaltet sich dieser Prozess bei Borderline-Patientinnen oft ausgesprochen schwierig. Viele Patientinnen empfinden eine gewisse Entfremdung gegenüber den eigenen Werten. Diese „Alienation" führt dazu, dass Patienten zu Beginn ihrer Psychotherapie tatsächlich oft nicht gut bestimmen können, was genau sie eigentlich von der Psychotherapie oder gar vom Leben danach erwarten. Die Frage *„Wie soll Ihr Leben nach der Psychotherapie aussehen?"*, stößt also häufig ins Leere. Man sollte jedoch gerade angesichts der zu erwartenden Anstrengungen, die die Patientin vor sich hat, auf die motivationale Kraft der wertebasierten Arbeit nicht verzichten.

Entfremdung – Alienation

Klärung eigener Werte, Lebensmotive und Ziele

Die DBT hat daher ein eigenes Modul zur Klärung der persönlichen Werte und Lebensmotive entwickelt: Im ersten Schritt werden anhand eines Fragebogens oder mit mentalen Übungen die individuellen Werte erarbeitet (*„Was ist mir im Leben wirklich wichtig?"*, z. B. *„Anderen helfen"*); im zweiten Schritt klärt man deren jeweilige Umsetzung im Alltag (*„Welche Dinge, die mir wirklich wichtig sind, finden sich in meinem Leben wieder?"*, z. B. *„Kaum etwas, ich kann ja nichts"*); im dritten Schritt werden dann konkrete, fassbare und erreichbare wertebasierte Ziele benannt (*„Welche von den Dingen, die mir wirklich wichtig sind, möchte ich in einem halben Jahr und in einem Jahr erreichen?"*, z. B. *„Ich würde gerne Kindergärtnerin werden"*). Schließlich werden konkrete Schritte definiert (z. B. *„Dazu sollte ich im Sommer ein Praktikum machen"*) und die daraus resultierenden therapeutischen Aufgaben definiert („*Was genau hindert mich daran, diese Schritte umzusetzen?*", z.B. „*Dazu muss ich aufhören, mich zu schneiden und ich muss jeden Morgen aufstehen und ich muss es schaffen, auch Kritik auszuhalten*"). Sie sehen, auf dieser Basis wird es einfacher, Patienten zu ermutigen, ihre Verhaltensmuster zu verändern und neue soziale Erfahrungen zu machen. Und es kann sehr hilfreich sein, sich daran zu erinnern, was man für ein Ziel vor Augen hat, bevor man sich in eine angstbesetzte Erfahrung begibt (z.B. „*Ich kann gut nachvollziehen, wie schwierig es für Sie ist, sich trotz der Angst, abgewiesen zu werden, auf das Bewerbungsgespräch einzulassen. Vielleicht hilft es Ihnen, wenn Sie sich noch einmal kurz klarmachen, weshalb Sie diesen Schritt gehen wollen? Und vielleicht hilft es, wenn Sie wieder Angst bekommen, sich ein kurzes Bild vor Augen zu führen, wie Sie später mit den Kindern spielen werden?*"). Wie bereits ausgeführt, ist es zu Beginn der Therapie für Patienten oft schwierig, sich ihrer Werte bewusst zu werden und konkrete Ziele zu benennen – manchmal muss man einige Schleifen drehen, aber auf die Klärung der Werte und Ziele sollte nicht verzichtet werden. Jede Ihrer Patientinnen sollte diese Ziele klar vor Augen haben. Und wenn Ihre Patientin die Frage „*Weshalb machen Sie diese Therapie?*" mit „*Ich will, dass es mir besser geht*", oder „*Ich möchte aufhören, zu schneiden*", oder „*Ich möchte Skills lernen*" beantwortet, sollte bei Ihnen ein Alarmlicht angehen – fragen Sie nach: „*Weshalb möchten Sie dies alles erreichen, was möchten Sie mit Ihrem Leben nach der Therapie anfangen?*"

Psychotherapie ist kein Selbstzweck!

Klärung der Behandlungsziele

SBDI zur Klärung der Behandlungsziele heranziehen

Mithilfe des bereits in Kapitel 3 erwähnten „Interviews zu schwerwiegenden Störungen der Verhaltenskontrolle (SBDI)" können Sie sich einen raschen Überblick über die Charakteristika, die Häufigkeit und die Methodik von gefährlichem Problemverhalten Ihrer Patientin erarbeiten. Auf dieser Basis sollten Sie die Behandlungsziele des ersten Behandlungsstadiums festlegen. Die Patientinnen sollten so rasch wie möglich Kontrolle über krisenerzeugendes Verhalten gewinnen. Hierzu zählen natürlich in erster Linie Suizidversuche, aber auch schwerwiegende Selbstverletzungen (nicht oberflächliches Ritzen), Hochrisikoverhalten (etwa Balancieren auf Brücken und Eisenbahnschienen), aggressive Ausbrüche, unkontrollierbare Promiskuität, schwere Störungen des Sozialverhaltens, die etwa zur Entlassung von betreuten Wohngemeinschaften führen, Vernachlässigung der Kinder und Ähnliches. Auch anhaltende Aufnahmen in psychiatrische Akutstationen oder schwere soziale Gefährdung gehören zu diesem Spektrum. Zu Letzterem zählt etwa der anhaltende Kontakt mit gewalttätigen Partnern. Klären Sie mit Ihrer Patientin, welche Verhaltensweisen auf der Tagebuchkarte erfasst werden sollen, und klären Sie, dass anhand dieser Tagebuchkarte das Problemverhalten dann in der jeweils anschließenden Stunde bearbeitet werden wird (vgl. hierzu auch „Verhaltensanalyse für Problemverhalten" im Anhang, S. 116).

SMART-Goals

Wenn Sie nicht gerade mit einer lebensbedrohlichen Situation konfrontiert sind, sollten Sie sich immer Zeit nehmen, zunächst die subjektiven Behandlungserwartungen Ihrer Patientin kennenzulernen. Versuchen Sie, diese im Sinne von SMART-Goals, (*s*pezifisch, *m*essbar, *a*usführbar, *r*elevant für persönliche Werte und *t*ermingerecht) zu formulieren. Aussagen wie „Ich möchte mich besser fühlen, mehr Selbstbewusstsein haben, die Anspannung nicht mehr spüren" etc. sind wenig hilfreich. Versuchen Sie stattdessen, operationalisierbare Ziele zu formulieren: „Ich möchte gerne ein Praktikum im Kindergarten machen, dazu möchte ich in den nächsten drei Monaten die Selbstverletzungen einstellen. Ich möchte dazu regelmäßig Skills zur Emotionsregulation einsetzen." In aller Regel ist es für die meisten Borderline-Patientinnen äußerst schwierig, sich auf derartige Ziele zu verständigen – versuchen Sie es dennoch. Schließlich geht es darum, konkrete Schritte auf dem Weg zu einem erfüllten Leben einzuleiten – auch wenn diese Schritte manchmal klein sind. Das eigentliche, anvisierte Ziel sollte *ein positives Motiv* sein, in diesem Fall das Kindergartenpraktikum. Wenn Sie gemeinsam dieses Ziel formuliert haben, und wenn Sie diese Ziele als sinnvoll erachten, dann können Sie die entscheidende Frage stellen:

Konkrete Schritte einleiten, auch kleine Schritte

Was hindert Sie derzeit daran, diese Ihre Ziele umzusetzen?

Die entsprechenden Antworten sollten Ihr Wegweiser in der gemeinsamen Therapieplanung sein. Zunächst aber sollten Sie sich, wie oben bereits erwähnt, einen Überblick über die schwerwiegendsten dysfunktionalen Verhaltensmuster verschaffen: Klären Sie die Umstände der letzten Suizidversuche, sofern diese weniger als ein Jahr zurückliegen, und versuchen Sie zu verstehen, welche Maßnahmen Sie ergreifen müssen, um zukünftige zu verhindern.

Verhaltensanalyse des letzten Suizidversuches

Studien aus dem Bereich der Suizidologie haben gezeigt, dass die Wahrscheinlichkeit eines Suizidversuches mit der Anzahl der vorangegangenen Suizidversuche steigt: Häufig folgt dieser dann ähnlichen Mustern. Es empfiehlt sich daher, bereits zu Beginn der Therapie eine detaillierte Verhaltens- und Bedingungsanalyse des letzten Suizidversuches zu erstellen (vgl. Kasten).

Analyse des letzten Suizidversuchs

Verhaltensanalyse des letzten Suizidversuches

1. Welche Methode wurde gewählt (Intoxikation, Erhängen, Schienen etc.)?
2. Woher stammen die Mittel (Sammeln von Medikamenten oder Gift etc.)?
3. Wann genau entstand der Entschluss, sich zu suizidieren?
4. Was ging diesem Entschluss unmittelbar voraus (Ereignisse, Gedanken, Emotionen)?
5. Welche labilisierenden Umstände trugen zu dem Entschluss bei (Schlafstörungen, Depression, Dissoziation etc.)?
6. Beschreiben Sie die unmittelbare emotionale Reaktion auf Ihren *Entschluss*, sich zu suizidieren.
7. Wie viel Zeit verstrich zwischen Ihrem Entschluss und dem Versuch, den Entschluss umzusetzen? Haben Sie Abschiedsbriefe geschrieben, telefoniert, haben Sie Maßnahmen zu Ihrer Rettung getroffen? (*Achtung:* Die Tatsache, dass Maßnahmen zur Rettung getroffen wurden, sagt nichts über die Gefährlichkeit eines Suizidversuches aus!)
8. Gab es Zweifel? Was haben Sie unternommen, um sich vom Suizid abzuhalten?
9. Was für Konsequenzen hatte der Suizidversuch (für Sie selbst, für Ihre Umwelt)?
10. Wie wahrscheinlich ist es, dass Sie unter ähnlichen Umständen erneut diesen Entschluss fassen?
11. Was können wir für Vorsichtsmaßnahmen treffen?

Verhaltensanalyse des letzten Therapieabbruches

Therapieabbrüche folgen oft ähnlichen Mustern

Ähnlich wie Suizidversuche folgen auch Therapieabbrüche dem Gesetz der Wiederholung: Unter ähnlichen Bedingungen ist mit ähnlichen Reaktionen zu rechnen. Eine frühe Analyse der letzten Therapieabbrüche hilft sowohl der Patientin als auch dem Therapeuten, rechtzeitig die drohenden Entwicklungen zu erkennen und gegenzusteuern, z. B.:

> ... ich habe das Gefühl, dass wir uns auf einem gefährlichen Weg befinden. Das letzte Mal haben Sie die Therapie abgebrochen, als Ihr Therapeut Sie aufgefordert hat, endlich eine Arbeit aufzunehmen. Nun stehen wir an einem ähnlichen Punkt, ich setzte Sie da etwas unter Druck und kann mir vorstellen, dass Sie sich überlegen, das Ganze hinzuschmeißen ... Was können wir denn tun, um dies zu verhindern?

Verhaltensanalyse des letzten Therapieabbruches

1. Wann und wie haben Sie Ihrem Therapeuten gesagt, dass Sie die Therapie abbrechen?
2. Wann hatten Sie sich dazu entschlossen?
3. Was ging dem Entschluss voraus – Ereignisse, Gedanken, Emotionen (Scham??!!)?
4. Wie viel Zeit verstrich zwischen Entschluss und Umsetzung?
5. Was unternahmen Sie, um den Entschluss noch einmal zu hinterfragen?
6. Was hat Ihnen geholfen oder hätte Ihnen geholfen, die Therapie fortzusetzen?
7. Was können wir tun, wenn Sie beginnen, mit dem Gedanken an einen Abbruch zu spielen?

Sich einen Überblick über die biografische Entwicklung verschaffen

Im nächsten Schritt versuchen Sie, mittels einer kurzen Skizze zur Lebenslinie, die die Patientin zu Hause ausfüllt, die wesentlichen Meilensteine in der Entwicklung Ihrer Patientin zu verstehen. Dies sollte allerdings nicht mehr als 30 Minuten in Anspruch nehmen *(„Wenn das Haus brennt, fragst du nicht lange nach dem Architekten“).*

Analyse biografischer Beziehungserfahrungen

Wie in Kapitel 4.4 ausgeführt, haben die meisten Borderline-Patientinnen im Laufe ihrer Entwicklung unangenehme Erfahrungen mit nahen Bezugspersonen gemacht. Um der Gefahr der Reaktivierung zu begegnen, greift die DBT auf die von McCullough (2007) im Rahmen der CBASP entwickelte Analyse der prägenden Bezugspersonen zurück.

Wahl des Behandlungsfokus in der Therapiestunde

Fokuswahl mithilfe der Tagebuchkarte erfassen

Im Therapiestadium I orientiert sich der Behandlungsfokus primär am akuten Problemverhalten. Dazu füllt die Patientin täglich ein sogenanntes Wochenprotokoll (im DBT-Slang die „Diary Card") aus (vgl. „Wochenprotokoll" im Anhang, S. 120). Dieses umfasst die wichtigsten Problembereiche aber auch Ressourcen und positive Erlebnisse der Patientin. Einige Problembereiche, wie Suizidgedanken, Selbstverletzungen, Hochrisikoverhalten oder Drogeneinnahmen sollten obligatorisch erfasst werden, andere Problembereiche wie etwa bulimische Attacken oder unangenehme sexuelle Eskapaden können individuell benannt werden. Die Patientin sollte lernen, zwischen Suizidfantasien (etwa in Tagträumen) und drängenden Suizidimpulsen mit Handlungsentwürfen zu unterscheiden. Neben diesen „dysfunktionalen" Verhaltensmustern sollten „funktionale", also stabilisierende und befriedigende Verhaltensmuster wie Sport, Freude oder Begegnungen mit Freunden aufgezeichnet werden. Die genauen Inhalte des Wochenprotokolls können natürlich individuell festgelegt werden. Man kann sich aber auch gut an der Vorlage im Anhang (vgl. S. 120) orientieren. Im Zuge der Digitalisierung werden derzeit elektronische, appbasierte Tagebuchkarten entwickelt, die sicherlich gerade bei den jüngeren Patientinnen auf Akzeptanz stoßen und elektronisch auf den Rechner des Therapeuten geladen werden können. Zu Beginn jeder Therapiestunde legt die Patientin die Tagebuchkarte vor und der Therapeut verschafft sich einen kurzen Überblick.

Beispiel: Besprechung des Wochenprotokolls

Th.: „Hallo, wie geht's? Ich habe heute eine leichte Grippe, wenn ich also etwas angeschlagen wirke, so hat dies nichts mit Ihnen zu tun. Haben Sie Ihr Wochenprotokoll mitgebracht?" – „Vielen Dank! Oh, am Donnerstag sind Sie mit dem Fahrrad auf der Autobahn gefahren. Das klingt lebensgefährlich, da kommen wir nicht darum herum, uns das genau anzusehen. Was meinen Sie denn selbst, was war Ihre beste positive Aktivität diese Woche?"

Pat.: „Das Schlagzeugspielen in der neuen Band am letzten Dienstag."

Th.: „Prima. Das sollten wir ebenfalls anschauen, wie Sie das geschafft haben, dort hinzugehen. Gibt es noch etwas, das Ihnen am Herzen liegt, was wir unbedingt heute besprechen sollten?"

Pat.: „... in der Schule – da ist es schwierig. Ich gehe da schon eine Weile nicht mehr hin."

Th.: „Oh, gut, dass Sie das sagen, das klingt wichtig. Lassen Sie uns die Verhaltensanalysen zum Hochrisikoverhalten ansehen, dann vielleicht kurz das Schlagzeugspielen, damit wir noch Zeit haben, um das dringende Problem in der Schule zu verstehen, einverstanden?"

An expliziten Entscheidungsheurismen orientieren

Der Therapeut orientiert sich an expliziten Entscheidungsheurismen, d. h. der Therapeut ordnet die jeweiligen Verhaltensmuster der Patientin nach vorgegebenen hierarchischen Prinzipien und orientiert sich in der Wahl der entsprechenden Behandlungsmethodik an den Verhaltens- und Bedingungsanalysen. Abbildung 6 skizziert die dynamische Hierarchie der Behandlungsfoci: Wann immer akute Suizidalität, d. h. realer Handlungsdruck, sich umzubringen, auftritt, ist dies vorrangig zu behandeln. An

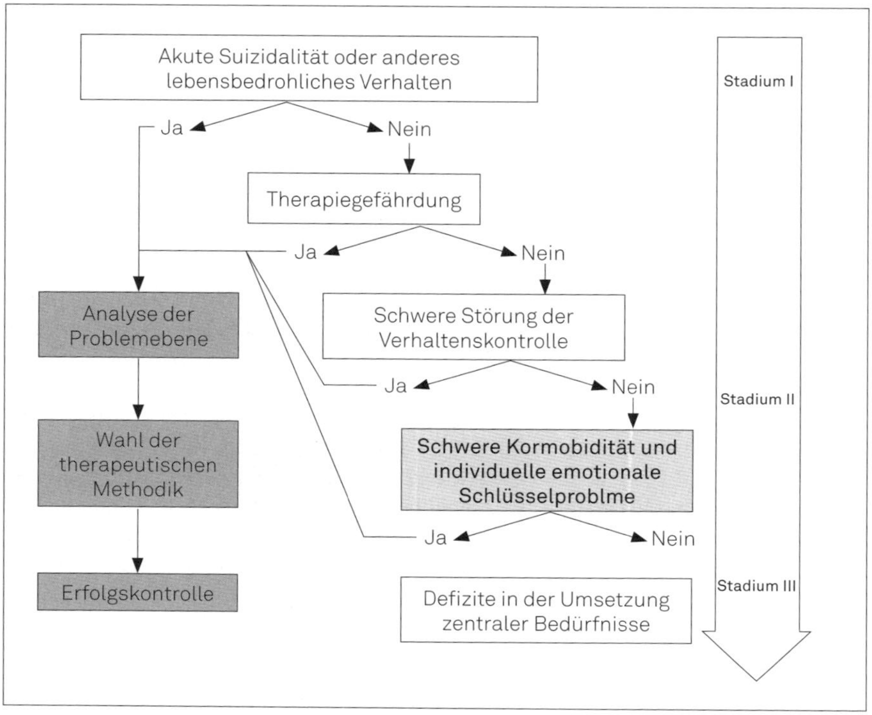

Abbildung 6: DBT – Wahl des spezifischen Behandlungsthemas

zweiter Stelle stehen Verhaltensmuster, die die Aufrechterhaltung der Therapie gefährden, wie etwa Straftaten, die zu Gefängnisaufenthalten führen, Angriffe auf den Therapeuten, drohende Obdachlosigkeit oder auch schwere Störungen der Regeln während einer stationären Behandlung.

An dritter Stelle sind alle Probleme zu fokussieren, die den Fortschritt der Therapie verhindern oder erheblich einschränken: Probleme der neuronalen Plastizität (emotionales Lernen), also Drogen oder Alkohol während der Therapie, Benzodiazepine oder hochdosierte Neuroleptika, ausgeprägte dissoziative Symptomatik oder schwere depressive Symptome. Auf der Verhaltensebene wären hier in erster Linie mangelnde Compliance bei den Hausaufgaben oder den Tagebuchkarten zu nennen, mangelnde Offenheit, oder auch anhaltende soziale Probleme, die die gesamte Aufmerksamkeit der Patientin absorbieren. Auch gewalttätige Partner wären zum Beispiel auf dieser Problemebene anzusiedeln. Gibt es keine akuten Probleme auf diesen Ebenen, steht während des ersten Behandlungsstadiums dasjenige Problemverhalten im Fokus, das einen raschen Wechsel in Therapiestadium II oder III behindert.

Was tun, wenn die Patientin sich weigert, das Wochenprotokoll auszufüllen?

Das Wochenprotokoll nicht auszufüllen, gilt als Verhalten, das den Fortschritt der Therapie gefährdet und daher sofort thematisiert werden sollte: Es gilt, die Gründe für das Verhalten herauszufinden: Entweder die Patientin hat es schlicht vergessen, dann sollte überlegt werden, wie dies zukünftig vermieden werden könnte (z. B. Diary Card unter die Zahnbürste legen); oder die Patientin hat daran gedacht, aber „keine Lust" gehabt, das Protokoll auszufüllen, dann sollte man die Motive klären. Zumeist handelt es sich um Scham bei der Vorstellung, dass der Therapeut sieht, was man wieder angestellt hat. Bisweilen fühlen sich Patientinnen auch zu gegängelt und kontrolliert, dann sollte man versuchen, für mehr Akzeptanz zu sorgen (z. B. *„Unter welchen Umständen könnten Sie diese Diary Card denn mit gutem Gefühl ausfüllen?"*).

Behandlungsebene und -methodik

Die Frage nach der *Behandlungsebene* resultiert aus hochauflösenden Verhaltens- und Bedingungsanalysen, die klären, inwiefern das jeweils dominierende, priorisierte Verhaltensmuster durch labilisierende Umstände (beispielsweise Schlafstörungen, Essstörungen, soziale Probleme etc.) bedingt ist, ob spezifische, eindeutig identifizierbare Stimuli eine wesentliche Rolle spielen (akute Gewalterfahrung, Kontakte mit ehemaligen Tätern etc.), ob dysfunktionale kognitiv-emotionale Muster im Vordergrund stehen (Aktivierung biografisch alter Erlebens- und Verhaltensmuster) oder ob mangelhafte Problemlösekompetenz ausschlaggebend ist. Schließlich wird geprüft, inwiefern die jeweiligen Verhaltensmuster durch interne oder externe Konsequenzen aufrechterhalten werden. Diese Analyse wiederum eröffnet die Wahl der *jeweiligen Interventionen*: Labilisierende Bedingungen erfordern in aller Regel konkretes Problemlösen, identifizierbare Stimuli sollten, wenn möglich, beseitigt oder vermieden werden. Dysfunktionale maladaptive Muster sollte man als solche benennen, deren Bedeutung im biografischen Kontext validieren, relativieren und auf deren Bearbeitung in der Behandlungsphase II verweisen. Mangelhafte Problemlösekompetenz kann durch Vermittlung oder Aktivierung von Fertigkeiten verbessert werden und schließlich erfordern aufrechterhaltende Konsequenzen eine aktive Veränderung auf der Ebene der Verstärker (Kontingenzmanagement). Immer aber sollte man darauf achten, der Patientin konkrete Lösungsmöglichkeiten – also Skills (vgl. Kap. 4.7) – an die Hand zu geben. Die alleinige Einsicht, die durch die Problemanalyse gewonnen wird, greift sicherlich zu kurz. Die jeweiligen therapeutischen Strategien werden weiter unten aufgeführt.

Fazit

Ziel des Therapiestadiums I ist, möglichst rasch Kontrolle über lebensbedrohliches oder schwerwiegendes krisenerzeugendes Verhalten zu erwirken. Nach einer anfänglichen Motivationsanalyse, die sicherlich mehrmals wiederholt werden sollte, protokolliert die Patientin anhand von Tagebuchkarten ihr dysfunktionales Verhalten. Der Therapeut erarbeitet in Verhaltens- und Bedingungsanalysen die jeweiligen Auslöser und kognitiv-behavioralen Mechanismen. Er berät und unterstützt die Patientin darin, mithilfe von Skills die entsprechenden Automatismen zu unterbrechen und funktionalere Verhaltensmuster zu entwickeln. Diese Behandlungsphase dient dazu, das Überleben zu sichern, sollte jedoch möglichst kurz gehalten werden. Sie stellt lediglich die Basis für die folgenden Therapiestadien dar.

4.5.4 Therapiestadium IIa: Schwerwiegende komorbide psychische Störungen

Die meisten Borderline-Patientinnen leiden an einer Vielzahl von manifesten und unterschwelligen psychischen Störungen: An erster Stelle steht sicherlich die chronische Dysthymie, gefolgt von PTBS, Essstörungen, Drogen und Alkoholmissbrauch, ADHS und schwerwiegenden Angsterkrankungen. Hinzu kommen Schlafstörungen, somatoforme Störungen und – häufig im höheren Alter – somatische Erkrankungen aufgrund metabolischer Syndrome. Welche dieser Störungen sollte man nun sinnvollerweise vorrangig behandeln?

Störende Komorbidität vorrangig behandeln

Sie können sich an einem einfachen Leitsatz orientieren: Immer wenn eine komorbide psychische Störung so ausgeprägt ist, dass diese die neuronale Plastizität, also die emotionale Lernfähigkeit der Patientin stark behindert, so sollte diese Störung vorrangig behandelt werden. Um dies an Beispielen zu verdeutlichen: Wenn Ihre Patientin aufgrund einer anorektischen Störung einen BMI unter 16 aufweist, so ist aufgrund der Kachexie die kognitive und emotionale Flexibilität des Gehirns deutlich reduziert. Es sollte also zunächst der Fokus auf die Behandlung der Essstörung gelegt werden. Auch Patienten mit anhaltenden Drogen- und Alkoholintoxikationen, schweren depressiven Episoden oder schwerer ADHS zeigen meist deutliche mentale oder behaviorale Einschränkungen, die vorrangig behandelt werden müssen. In diesen Punkten sind sich die Experten seit Jahren einig und es wurden Adaptationen der DBT entwickelt, *die zeitgleich* diese Achse-I-Störungen behandeln und der komplexen Beziehungsgestaltung, die die Borderline-Störung erfordert, gerecht werden sowie die notwendigen Skills vermitteln.

4.5.4.1 DBT für komplexe PTBS

Keine langen „Stabilisierungsphasen“ mehr

Es war lange Zeit nicht klar, wie und wann eine komorbide PTBS bei Borderline-Patienten behandelt werden sollte: Einerseits zeigten alle relevanten Studien, dass eine komorbide PTBS ein erheblicher Risikofaktor für Chronifizierung und hohe Symptombelastung darstellt, andererseits hatte sich – insbesondere in Deutschland – das Dogma durchgesetzt, dass für Borderline-Patienten mit hoher Dissoziationsneigung, Suizidalität und Selbstverletzungen traumafokussierte Therapie zu belastend sei und daher lange „Stabilisierungsphasen“ vorgeschalten werden müssten.

Mit der am ZI Mannheim entwickelten DBT-PTSD liegt nun ein störungsspezifisches Behandlungskonzept für Borderline-Patienten mit komplexer PTBS nach Missbrauch in der Kindheit vor. Die Wirksamkeit konnte im stationären und ambulanten Bereich im Rahmen von zwei kontrolliert randomisierten Studien mit hohen Effektstärken nachgewiesen werden (Bohus et al., 2013; Bohus et al., 2018). Trotz obligatorischer Traumaexposition ab der vierten Behandlungswoche lagen die Abbrecher-Quoten im stationären Bereich unter 5 %, im ambulanten Bereich bei 25 %. Es fanden sich keine Hinweise auf eine Zunahme von Suizidalität, Schneidedruck oder Selbstverletzungen während der Exposition. Die ambulante Studie (45 Sitzungen über ein Jahr) zeigte ebenfalls große Effektstärken (CAPS ITT d = 1.4; Completer d = 1.8). Aufgrund der Datenlage kann man heute postulieren, dass bei Borderline-Patientinnen die komorbide PTBS so rasch als irgendwie möglich gezielt behandelt werden sollte. Es besteht meist kein Grund, mit der Traumatherapie zu warten, bis die Patientinnen die Selbstverletzungen eingestellt haben!

Komorbide PTBS rasch behandeln

Im Folgenden soll das Konzept der DBT-PTSD kurz skizziert werden.

Patientinnen mit einer Borderline-Störung und komorbider komplexer PTBS leiden neben den klassischen Problemen der Emotionsregulation und Interaktion an einer Vielzahl von traumaassoziierten Symptomen wie Intrusionen (meist mehrmals täglich), Flashbacks, schweren Dissoziationen, Störungen der Körperakzeptanz und ausgeprägten Problemen mit Schuld, Scham, Ekel und Selbstverachtung. Die adäquate Behandlung erfordert daher einige Erweiterungen der Standard-DBT um Aspekte der kognitiven und expositionsbasierten Traumatherapie sowie der gezielten Entwicklung eines wohlwollenden Umgangs mit sich selbst. Es ist nicht zwingend notwendig, dass die Patientinnen zunächst Stufe I der Behandlung durchlaufen. Sobald die Patientinnen in der Lage sind, schwerwiegendes krisengenerierendes Verhalten zu steuern (Selbstverletzung zählen hier nicht dazu), sollte die Traumatherapie in Erwägung gezogen werden.

Die DBT-PTSD gliedert sich in sieben thematische Behandlungsphasen, die sich im stationären Rahmen über 12 Wochen erstrecken und ambulant 45 Therapiesitzungen umfassen. Jede Behandlungsphase beinhaltet obligatorische und fakultative Behandlungsmodule. Letztere erlauben es, auf die vielen unterschiedlichen Symptomkonstellationen bei komplexer PTBS individuell einzugehen. Hinsichtlich der fakultativen Module helfen dem Therapeuten „Wenn-dann"-Regeln zu entscheiden, ob das entsprechende Modul im Einzelfall zur Anwendung kommt. Dies betrifft insbesondere Schwierigkeiten und Symptome, die bei PTBS nach sexualisierter und körperlicher Gewalt in Kindheit und Jugend häufig, aber nicht immer auftreten, wie z. B. starke Dissoziationen, Gefühle von Wut und Schuld, Alpträume oder sexuelle Störungen. Zudem leiden die Patientinnen und Patienten in unterschiedlichem Ausmaß unter Emotionsregulationsstörungen, die mit spezifischen Skills adressiert werden. Das Behandlungskonzept der DBT-PTSD gliedert sich in sieben Phasen (vgl. Kasten).

Phasen der DBT-PTSD-Behandlung

- Vorbereitung: Diagnostik, Aufklärung, Non-Suizid-Vereinbarung (ca. 3 Sitzungen)
- Phase 1: Planung und Motivation (5 Sitzungen)
- Phase 2: Bearbeitung des Trauma-Modells; Entscheidung für den „Neuen Weg" (7 Sitzungen)
- Phase 3: Vermittlung von Skills und kognitiven Elementen (4 bis 7 Sitzungen)
- Phase 4: Skills-basierte Exposition (15 Sitzungen)
- Phase 5: Seinen Frieden machen (Radikales Annehmen) (2 Sitzungen)
- Phase 6: Entfaltung des Lebens (8 Sitzungen)
- Phase 7: Abschied (1 bis 2 Sitzungen)
- Nachbehandlung: Umsetzung des Erlernten im Alltag (3 Sitzungen)

Vor Aufnahme der Behandlung *(Vorbereitungsphase)* erfolgen wie bei Therapiestadium I Diagnostik, Indikationsstellung, Aufklärung über das Behandlungskonzept und die wissenschaftliche Datenlage (80 % der Patientinnen, die die Behandlung abgeschlossen haben, erfüllen zum Behandlungsende nicht mehr die diagnostischen Kriterien der PTBS). Erscheinen die Patientinnen ausreichend motiviert, sollte bereits vor Behandlungsbeginn die obligatorische Non-Suizid-Vereinbarung abgeschlossen werden (vgl. Kap. 4.5.2).

Aufklärung über Therapiestruktur, grobe Orientierung bzgl. Trauma, Einführung in die Arbeit mit Handouts

In der *ersten Therapiephase („Planung und Motivation“)* wird die Anamnese erhoben, einschließlich von Informationen zu Vorbehandlungen, Therapieabbrüchen und Suizidversuchen. Ein knappes strukturiertes Interview erfasst derzeit aktive dysfunktionale Verhaltensmuster. Therapeut und Patientin schließen einen Behandlungsvertrag ab und erarbeiten einen Krisen- und Notfallplan. Darüber hinaus erfolgt eine kurze Einführung in das Skills-Konzept und hier insbesondere in die Achtsamkeit. Eine Besonderheit liegt hier in der Entwicklung eines imaginativen Verständnisses für ein „Mitfühlend-unterstützendes Selbst“ (compassionate mindfulness). Die Patientinnen entwickeln dieses Verständnis, indem sie über einen längeren Zeitraum täglich imaginative Selbstinstruktionen hören, die von ihren Therapeuten aufgenommen wurden. Bereits in dieser Phase sollte eine grobe Orientierung über Zeitpunkt, Art und Häufigkeit der traumatischen Erfahrungen erarbeitet werden, einschließlich der Bedrohungen, der sich das Kind ausgesetzt sah, für den Fall, dass es über das Trauma berichten würde:

> Wir kennen es, dass nahezu alle Opfer von Missbrauch und Gewalt von den Tätern bedroht wurden, dass schreckliche Dinge geschehen würden, falls sie jemandem von den Ereignissen erzählen würden. Wie war das denn bei Ihnen? Das ist deshalb wichtig, weil diese alten Ängste oft immer noch aktiv sind und ihre Kraft entfalten können, wenn Sie nun im Rahmen der Therapie darüber sprechen werden. Wie wahrscheinlich ist es, dass diese alten Drohungen wahr werden?

Arbeit an der Motivation, Entwicklung eines Trauma-Modells

In der *zweiten Phase („Trauma-Modell und Entscheidung für den ‚Neuen Weg‘“)* liegt der Schwerpunkt darauf, ein schlüssiges Modell zu erarbeiten, wie eine PTBS entsteht, aufrechterhalten wird und behandelt werden kann. Dazu wird das Modell des „Alten und Neuen Weges“ mit einem Trauma-Netzwerk sowie mentalen und verhaltensbezogenen Vermeidungs- und Escapestrategien erarbeitet. Die Patientinnen sollen verstehen, wie stark die PTBS ihr Leben beeinflusst und wie die ursprünglich durchaus sinnvollen automatischen Gedanken und Emotionen sie daran hindern, ein sinnerfülltes Leben zu entwickeln. Die Patientinnen lernen ihre typischen Escape- und Vermeidungsstrategien kennen und deren kurz- und langfristigen Konsequenzen. Zudem erwerben sie ein gewisses Verständnis für die Mechanismen und Wirksamkeit von expositionsbasierten Interventionen (das Gehirn muss lernen, Vergangenheit und Gegenwart zu unterscheiden). Darauf aufbauend entwickeln Therapeuten und Patientinnen operationalisierte, realistische und messbare Behandlungsziele, die für das individuelle Wertesystem bedeutsam sind. Gerade weil viele Patientinnen mit komplexer PTBS schwerwiegende Enttäuschungen seitens primärer Bezugspersonen erlebt haben, sollten wir davon ausgehen, dass sich diese zwischenmenschlichen Erfahrungen in der therapeutischen Beziehung im Rahmen von Übertragungsprozessen wiederholen und damit die gemeinsame Arbeit behindern. Die zweite Behandlungsphase wird komplettiert durch eine Analyse von potenziell störungsaufrechterhaltenden Bedingungen und individuellen Befürchtungen bezüglich der Therapie.

Nach Abschluss dieser zweiten Behandlungsphase sollte die Motivation zur Behandlung ausreichend aufgebaut sein. Die Betroffenen und ihre Therapeuten stellen dann – soweit das möglich ist – die Behandlungsplanung gemeinsam der Intervisionsgruppe vor, diskutieren gemeinsam die Erfolgsaussichten sowie möglicherweise erforderliche Unterstützung und erwirken die Erlaubnis, in die dritte Therapiephase einzutreten und damit die Vorbereitung für die Expositionsphase beginnen zu dürfen. Auch wenn dieses stufenweise Vorgehen auf den ersten Blick etwas übersteuert erscheinen mag, haben wir mit dieser Methodik ausgezeichnete Erfahrungen gemacht: Die Patientinnen können sich mit den Mitgliedern der Konsultationsgruppe bekannt machen, spüren deren Unterstützung und erfahren, dass die Expositionsbehandlung eine aktive Teilnahme ihrerseits erfordert.

Therapeut und Patientin stellen gemeinsam nächste Therapieschritte vor

In der *dritten Phase („Skills und kognitive Elemente")* analysieren die Therapeuten verhaltensbezogene (z. B. Selbstverletzung) und emotionale (z. B. Schuld, Dissoziation) Escapestrategien und vermitteln die entsprechenden funktionalen Fertigkeiten (Skills; siehe Bohus & Wolf, 2012). Die Patientinnen lernen, innere Anspannung und beginnende dissoziative Zustände frühzeitig zu erkennen und durch starke sensorische Reize oder physiologische Distraktion zu reduzieren (Eis-Päckchen, Ammoniak, Chili, Jonglieren, Augenbewegungen, Balancieren). Sie lernen weiterhin die grundlegende evolutionäre Bedeutung von Emotionen wie Schuld, Scham, Verachtung und Ekel kennen und wissen, wie sie zu starke Emotionen erkennen und dämpfen können.

Skills zum Umgang mit Dissoziation, Stresstoleranz und traumarelevanten Emotionen vermitteln

Im Zentrum der *vierten Phase („Skills-basierte Exposition")* steht die expositionsbasierte Bearbeitung von traumaassoziierten Emotionen und Erinnerungen. Um die Belastung in einem tolerierbaren Bereich zu halten und dissoziativen Symptomen vorzubeugen, erfolgt die Exposition nach dem Prinzip der „Skills-assisted Exposure". Dabei wird durch Einsatz von Skills eine Balance zwischen der Aktivierung traumaassoziierter Gefühle und dem Gegenwartsbezug hergestellt. Das Ziel dieser Intervention ist nicht primär die Entwicklung eines zusammenhängenden Narrativs, sondern die Exposition gegenüber den traumaassoziierten primären Emotionen wie Ohnmacht, Ekel, Angst und Schmerzen. Methodisch geht die DBT-PTSD folgendermaßen vor: Zunächst legen die Therapeuten und Patientinnen gemeinsam das sogenannte Index-Trauma fest. Es hat sich als sinnvoll erwiesen, hier dasjenige Ereignis zu wählen, das gegenwärtig mit den unangenehmsten und am stärksten belastenden Intrusionen und Alpträumen verbunden ist und das am schwierigsten zu berichten ist. Das Rational ist einfach: Würde man ein geringer belastendes Ereignis als ersten Fokus wählen (was wir ausreichend versucht haben), so werden während der Exposition automatisch die stärker belastenden Ereignisse assoziiert. Im weiteren Verlauf können dann weitere belastende Erinnerungen fokussiert werden. Im zweiten Schritt werden Befürchtungen und Bedenken gegenüber Exposition identifiziert (z. B. *„Wenn ich es ausspreche, wird es wirklich"*, *„Ich werde verrückt werden"*, *„Ich werde das nicht überleben"*). Diese Befürchtungen werden zunächst konkretisiert und im sokratischen Dialog hinterfragt. Die eigentliche Expositionsphase beginnt damit, dass die Patientinnen das Ereignis zunächst aufschreiben (z. B. *„Bitte schreiben Sie den Ablauf der traumatischen Situation mit Ihren damaligen Gefühlen auf"*). Die Patientinnen sollen diesen Bericht handschriftlich anfertigen. Bei beginnender Dissoziation oder starker Anspannung können die

Balance zwischen Aktivierung traumaassoziierter Gefühle und Gegenwartsbezug

Patientinnen eine Pause einlegen, um diese mit den entsprechenden Skills abzumildern. Dieses Skript wird in der Therapiestunde zunächst vorgelesen. Anschließend erfolgt die wiederholte In-sensu-Exposition in der therapeutischen Sitzung. Dabei sind die Therapeuten grundsätzlich bestrebt, eine hohe emotionale Aktivierung zu erzielen und dissoziative Zustände aktiv zu unterbrechen. Prototypisch berichten die Patientinnen die traumatische Erfahrung während der Exposition in der ersten Person, der Gegenwart und mit geschlossenen Augen. Intermittierend wird die Exposition von den Therapeuten unterbrochen, um den sensorischen Realitätsbezug herzustellen (z. B. *„Was ist der Unterschied zwischen damals und heute? Wie sehen Sie diesen Unterschied, wie spüren Sie diesen Unterschied?“*). Zudem werden regelmäßig der Belastungsgrad und das stärkste Gefühl erfragt. Die Therapeuten nehmen eine stützende, wohlwollende und ermutigende Haltung ein. In der Therapiesitzung sollte die Erinnerung mindestens zwei- bis dreimal imaginiert werden. Um dies zu gewährleisten, werden bei sehr langen Geschehnissen „Hot-Spots“ ausgewählt und imaginiert. In aller Regel erleben die Patientinnen bereits gegen Ende der ersten Sitzung eine Reduktion der emotionalen Belastung. Hilfreich und wichtig ist, gegen Ende der „Hot-Spots“ immer auch danach zu fragen, ob die Patientin irgendjemandem von diesem Ereignis berichtet hat, und falls nicht, was sie daran gehindert habe. Häufig wird die non-validierende Zurückweisung durch nahe Bezugspersonen als sehr traumatisch erlebt und sollte ebenfalls einer Exposition unterzogen werden.

Aufzeichnungen der Exposition täglich zu Hause anhören

Zwischen den Therapiesitzungen hören die Patientinnen die akustischen Aufzeichnungen der Exposition täglich zu Hause. Wir haben eine App[4] entwickelt und evaluiert (Görg et al., 2016), mit deren Hilfe dissoziative Symptome während der Exposition gut verhindert werden können und zudem die Verläufe der Emotionen (Abnahme von Schuld, Scham, Ekel, Belastung usw.) beobachtet werden können. In den meisten Fällen stellt sich eine signifikante Symptomreduktion (Abnahme der Häufigkeit und Belastung von Intrusionen und Flashbacks, Revision von Schuld und Scham) innerhalb von 5 bis 6 Expositionssitzungen ein. Dann können weitere Ereignisse in den Fokus genommen werden, deren Behandlung in aller Regel weniger Zeit erfordern.

Zum Abschluss der jeweiligen Exposition erfolgt eine finale Sitzung aus der Perspektive des „Mitfühlenden Selbst“ (compassionate self). Ziel ist, eine verständnisvolle Perspektive für die Not und das Leid zu entwickeln, dem die Betroffenen als Kind oder Jugendliche ausgesetzt waren. Ein weiterer wichtiger Aspekt ist in dieser abschließenden Phase die Auseinandersetzung mit Segmenten, die eventuell mit Einverständnis oder unter aktiver Beteiligung der Patientinnen erfolgten. Auch hierfür gibt es gute Gründe, die aus der Perspektive des „Mitfühlenden Selbst“ besser bearbeitet werden können.

An die Expositionsphase schließt die *fünfte Phase („Radikales Annehmen“)* mit Übungen zu Akzeptanz und Annehmen des Erlebten an. Die meisten Patientinnen hadern auch nach der Expositionsphase mit ihrer Vergangenheit und haben ausgeprägte Schwierigkeiten, diese als unveränderbar und geschehen anzunehmen. Bedenken, Akzeptanz könnte bedeuten, dass die Ereignisse gar nicht so schlimm oder gar gerechtfertigt waren, mögen eine Rolle spielen, aber auch emotionale Schwierigkeiten, sich von alten Illusionen zu verabschieden (z. B. *„Wenn ich mich nur entsprechend verhalten hätte, wäre das nicht geschehen und ich hätte eine sorgsame liebevolle Beziehung zu*

---

4 vgl. https://morpheus.deuschel-schueller.de/

meinem Vater/meiner Mutter erreicht"). Es geht in dieser Phase also auch darum, die kindlich illusionäre Beziehung zu den Eltern zu beenden und einer erwachsenen revidierten und realistischen Betrachtung Raum zu geben. „Seinen Frieden machen" mit der Vergangenheit bedeutet also auch die Einleitung eines Trauerprozesses – über den Verlust von etwas, was man nie gehabt hatte: eine wohlwollend beschützte eigene Kindheit und Jugend. Das Durcharbeiten dieser Akzeptanz- und Trauerphase eröffnet schließlich die Kraft, das Leben neu zu gestalten.

Durcharbeiten der Akzeptanz- und Trauerphase erzeugt Kraft zur Neugestaltung

In der *sechsten Phase* (*„Entfaltung des Lebens"*; identisch mit Behandlungsstadium III) erschließen sich die Patientinnen neue Lebensbereiche bzw. suchen aktiv nach Verbesserungen derjenigen Faktoren, die einem sinnerfüllten Leben im Wege stehen. Bei Betroffenen von sexualisierter Gewalt sind Themen wie Partnerschaft, Körpererleben und Sexualität, aber auch Änderungen im Berufsleben fast immer wichtig. Gerade weil bei diesem Therapieprogramm mit sehr starken Veränderungen nicht nur des traumaassoziierten Erlebens und Verhaltens, sondern des gesamten Selbstkonzeptes zu rechnen ist, brauchen die Patientinnen in dieser Phase eine strukturierte Unterstützung dabei, ein neues Lebenskonzept zu entwickeln. Wie ein querschnittsgelähmter Rollstuhlfahrer, der durch eine Operation plötzlich wieder Laufen kann, stehen auch Patientinnen mit komplexer PTBS, die ihr Leben und ihre Umgebung über Jahrzehnte an ihrer Krankheit ausgerichtet haben, nun vor völlig neuen Herausforderungen: Stimmt die Partnerschaft noch, muss man sich nun endlich um eine adäquate Ausbildung oder einen bezahlten Arbeitsplatz kümmern, könnte man sich nicht völlig neu einkleiden und in einen Sportverein eintreten? Patientin und Therapeut arbeiten in dieser Phase vornehmlich an der praktischen Umsetzung der neu gewonnenen Sichtweise über sich selbst und die Welt.

Neuorientierung in vielen Bereichen des täglichen Lebens erforderlich

Die *siebte und letzte Phase* konzentriert sich auf den *Abschied,* auf die Balance zwischen Trauer über die Trennung und Stolz auf das Erreichte. Beide Gefühle sind berechtigt und haben ihren Platz. Die Patientin verfasst einen Brief an sich selbst, geschrieben in einer wohlwollend unterstützenden Haltung. Sie beschreibt noch einmal ihre Situation zu Beginn der Therapie, ihre Bedenken und Sorgen, dann die entscheidenden Schritte und schließlich das, was sie erreicht hat. Die Therapeutin liest diesen Brief dann in der letzten Stunde laut vor, um den berechtigten Stolz der Patientin zu validieren.

Fazit

Ziel des Therapiestadiums IIa ist es, schwerwiegende psychische Störungen, die emotionales Lernen und die Verwirklichung eines sinnerfüllten Lebens behindern, vorrangig zu behandeln. Im Vordergrund stehen hier schwere Depression, Alkohol- und Drogenmissbrauch, Anorexie, PTBS und ADHS. In den entsprechend evaluierten Behandlungskonzepten werden störungsspezifische Interventionen mit den klassischen DBT-Elementen zu modularen Therapieprogrammen zusammengestellt. Die beste Evidenzlage liegt für DBT-PTSD vor. Insbesondere im stationären Bereich erwies sich das Programm als sicher und relativ frei von Nebenwirkungen. Borderline-Patientinnen mit komorbider PTBS sollten also so rasch wie möglich eine traumafokussierte Behandlung erhalten. Das manualisierte Programm (Bohus et al., 2018) kann unter ambulanten oder stationären Bedingungen umgesetzt werden. Das stationäre DBT-PTSD-Programm erfordert eine gezielte Ausrichtung auf diese Population. Im stationären Setting sollten also mindestens acht Borderline-Patientinnen mit komorbider PTBS zeitgleich auf einer Station behandelt werden.

4.5.5 Therapiestadium IIb: Probleme mit emotionalem Erleben, negativem Selbstkonzept und sozialer Kooperation

DBT zielt immer auf die emotionale Komponente des Erlebens

DBT ist eine emotionsfokussierende Therapie. Im Zentrum jeder Therapie steht daher die Arbeit mit den emotionalen Schlüsselproblemen und den zugehörigen oder flankierenden dysfunktionalen Grundannahmen über sich selbst und die Welt.

Assoziatives emotionales Netzwerk

Zugegeben, auf den ersten Blick wirkt das psychische Erleben und Verhalten von Borderline-Patientinnen oft äußerst komplex: Schwierigkeiten, alleine zu sein, Angst davor, verlassen zu werden, tiefgreifende Einsamkeit und Selbstverachtung, Hass auf den eigenen Körper, Angst vor sozialer Herausforderung, impulsive Ausbrüche und soziale Isolation: Wo soll man ansetzen, wie soll man die Probleme hierarchisieren, wenn die schwerwiegenden Verhaltensprobleme aus Stadium I (also Suizidversuche, schwere Selbstverletzungen und Hochrisikoverhalten) unter Kontrolle sind?

Reaktivierung vergangener schmerzhafter Emotionen

Abbildung 7 skizziert modellhaft die grundlegenden psychopathologischen Prozesse, wie wir sie auch den Patientinnen erklären: Spezifische oder auch unspezifische Auslöser aktivieren aversive (oder auch appetente) Emotionen. Diese sind mit Erinnerungen an alte sozial-traumatisierende Erfahrungen verknüpft. Aktuelle schmerzhafte Gefühle werden nicht nur in einem situationsadäquaten Ausmaß wahrgenommen (kleiner Kreis), sondern deutlich stärker (großer Kreis), da die „alten schmerzhaften Gefühle“ reaktiviert werden. Diese Reaktivierung kann bewirken, dass die gesamte Gegenwart aus der alten Perspektive gesehen wird. Eine kleine, möglicherweise sogar konstruktive Kritik kann so beispielsweise das Gefühl der Demütigung hervorrufen oder das kurzfristige Alleinsein ein Gefühl der vollständigen Isolation – so wird aus einer Mücke der berühmte Elefant („aus klein mach groß“). Situationen, welche die schmerzhaften Gefühle auslösen können, werden infolge vermieden oder die Patientin begegnet ihnen mit größtenteils dysfunktionalen Bewältigungsversuchen.

Borderline-Patientinnen mussten sehr früh lernen, mit diesen starken aversiven Emotionen mehr oder weniger sinnvoll umzugehen: Seien es pseudokausale Erklärungsversuche, Selbstbeschuldigungen, aggressive Durchbrüche oder schlicht Dissoziation – all diese Mechanismen wurden entwickelt und automatisiert, um aversive Emotionen zu lindern. So erscheint es verständlich, dass die Patientinnen oft rasch diese alten gelernten Erklärungs- und Bewältigungsmuster reaktivieren, wann immer Emotionen angesprochen werden, die mit biografisch verankerten sozial-aversiven Erfahrungen verknüpft sind. Dies soll anhand des folgenden Beispiels verdeutlicht werden:

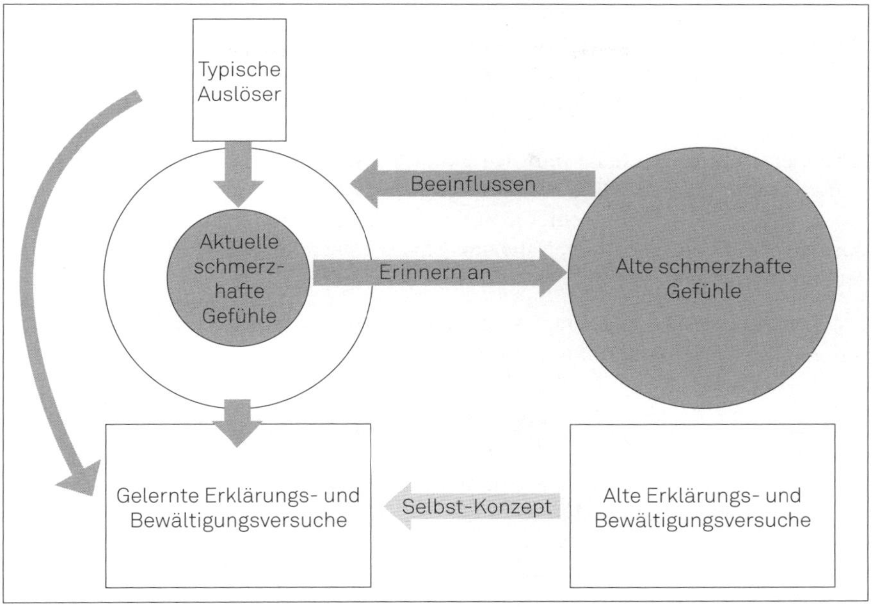

Abbildung 7: Assoziatives emotionales Netzwerk

Beispiel

Lassen wir eine Therapeutin 10 Minuten zu spät zur Therapie kommen – die Patientin hat zwar Zeit, zu warten, fühlt jedoch ein bisschen Ärger und eine gewisse Enttäuschung. Das wäre völlig adäquat und nicht weiter von Bedeutung, würde dieses Gefühl nicht ein kognitiv-emotionales Muster reaktivieren, welches mit eben dieser Primäremotion Enttäuschung verknüpft ein Feuerwerk von automatisierten Kognitionen und Sekundäremotionen aktiviert: *„Das wird wieder enden wie immer, ich bin selbst daran schuld, ich bin zu nichts nutze, nichts an mir ist liebenswert, ich bin zu verachten, ich hasse mich dafür, am besten gehe ich jetzt gleich, das halte ich nicht aus, da kann ich mich ja gleich umbringen, das wäre ja eine prima Idee, dann wird sie sehen, was sie mir angetan hat …“* Lassen wir die Therapeutin nun die Praxis betreten und sich freundlich lächelnd entschuldigen. Nimmt es uns Wunder, wenn die Patientin nun in äußerst schroffem Ton reagiert und diese Therapeutin bezichtigt, ihre Pflichten zu vernachlässigen, ob sie denn nicht wüsste, dass sie suizidal sei, und überhaupt? Im schlechtesten Fall würde die Therapeutin jetzt mit einer harschen Zurechtweisung reagieren. Vielleicht ist die Therapeutin aber auch professionell genug, um die Enttäuschung der Patientin zu spüren und diese anzusprechen. Dennoch wird die Patientin kaum in der Lage sein, eben dieses Gefühl zuzulassen. Zu tief ist die alte Wunde. Zu stark die Angst, dass aus dieser Enttäuschung Ohnmacht wird oder rasende Wut, die sie nicht mehr steuern kann. Also wird sie weiter versuchen, die Therapeutin anzugreifen: *„Jetzt schieben Sie das wieder alles mir in die Schuhe, ich breche die Therapie am besten ab …“*

Was wären die therapeutischen Konsequenzen? Die Fokuswahl in Therapiestadium II orientiert sich nicht mehr primär an Selbstverletzungen oder anderem Problemverhalten, sondern zielt auf die Bearbeitung der emotionalen Schlüsselprobleme („core emotional themes"). Dabei kann der Therapeut sich an hochauflösenden Verhaltensanalysen der „schwierigsten Situation der Woche" (worst event of the week) orientieren, oder auch eine formale In-sensu-Expositionsbehandlung durchführen, die biografische emotionale Schlüsselerfahrungen reaktiviert. In aller Regel handelt es sich um Emotionen wie Ohnmacht, Demütigung, Einsamkeit, Verlassenheit, aber auch positive Emotionen wie Stolz, Nähe und Zugehörigkeit können aversiv konditioniert sein und gemieden werden.

Konzept der DBT in Stadium II greift die wirksame Struktur von DBT-PTSD auf

Das Konzept der DBT im Therapiestadium II orientiert sich an der erfolgreichen Struktur der DBT-PTSD-Behandlung (vgl. Kasten).

Phasen der DBT-Behandlung im Therapiestadium II

- Vorbereitung: Diagnostik, Aufklärung, Non-Suizid-Vereinbarung
- Phase 1: Planung und Motivation
- Phase 2: Identifikation von zentralen maladaptiven Erlebnismustern, spezifische Vermeidungs- und Reaktionsstrategien, Entscheidung für den „Neuen Weg"
- Phase 3: Emotionsexposition (formal oder informell)
- Phase 4: Seinen Frieden machen (Radikales Annehmen)

Parallel dazu sollte in dieser Phase im Skills-Training der Schwerpunkt nicht mehr auf Stresstoleranz, sondern auf Emotionsverarbeitung, Achtsamkeit, Compassion und sozialer Kooperation liegen.

Emotionale Schlüsselprobleme

Schuld, Scham, Hass, Selbstverachtung als Bewältigungsstrategien

Ausgehend von einer sorgfältigen Analyse von Werten und Lebensmotiven der Patientin werden in der *ersten Behandlungsphase* diejenigen automatisierten maladaptiven Erlebens- und Verhaltensmuster identifiziert, die die Patientin gegenwärtig daran hindern, ihre Ziele umzusetzen und sich einem sinnerfüllten Leben anzunähern. In den allermeisten Fällen lassen sich diese Muster auf zwei bis drei zentrale emotionale Themen einengen. Fast immer handelt es sich dabei um biografisch verankerte Erfahrungen von Vernachlässigung, Enttäuschung, Bedrohung, Verlassenwerden oder sozialem Ausschluss. Und fast immer finden sich einige Primäremotionen wie Ohnmacht, Angst oder Demütigung, die als überwältigend attribuiert und durch sekundäre kognitiv-emotionale Muster entsprechend abgemildert werden (Schuld, Scham, Hass, Selbsthass und Verachtung). Das Verhalten steht dann unter Kontrolle dieser sekundären Emotionen und ist dementsprechend zwar subjektiv stimmig, auf der sozialen Ebene aber maladaptiv. In der *zweiten Behandlungsphase* der Behandlungsstufe IIb werden also diese automatisierten Muster identifiziert und charakterisiert sowie in Hinblick auf ihre biografische Bedeutung validiert. Die Patientin lernt, diese Muster zu benennen und lernt parallel oder in der Einzeltherapie die notwendigen Skills, um dysfunktionale automatisierte starke sekundäre Emotionen zu mildern. Mithilfe der Skills „Vorsicht, soziale Falle" lernt sie zudem, prototypische dysfunktionale Verhaltensmuster zu identifizieren, diese mit den emotionalen Mustern in Verbindung zu bringen und zielorientierter zu handeln. Da wir entsprechend des PTBS-Modells davon ausgehen, dass im Zentrum dieser dysfunktionalen kognitiv-emotionalen Muster aversive Primäremotionen wie Demütigung oder Vernachlässigung stehen, deren Aktivierung die Patientin entweder meidet oder so rasch wie möglich durch sekundäre Emotionen abzuschwächen versucht, fokussiert die *dritte Behandlungsphase* auf die Exposition gegenüber diesen Primäremotionen. Hier eröffnen sich mehrere Möglichkeiten: Der Therapeut kann sich an den in der Tagebuchkarte festgehaltenen „schwierigsten Ereignissen der Woche“ orientieren und mittels hochauflösender Kettenanalysen die jeweiligen primären (also gemiedenen) Emotionen herausarbeiten und entsprechend bearbeiten. Er kann aber auch versuchen, biografisch relevante Ereignisse herauszuarbeiten, die mit diesen aversiven Primäremotionen in Verbindung stehen. Also etwa reale Situationen des sozialen Ausschlusses, des Verlassenwerdens oder von Demütigungen. Im Sinne von Skills-basierter In-sensu-Exposition erfolgt im nächsten Schritt die emotionale Auseinandersetzung mit diesen Themen: Die Patientin wird so erfahren, dass diese Emotionen in der Vergangenheit als äußerst schmerzhaft erlebt wurden, dass sie aber in der Gegenwart erträglich sind und insbesondere im gegenwärtigen sozialen Kontext nicht mehr als überwältigend erlebt werden müssen. Diese Erfahrung ermöglicht und erleichtert es, zentrale selbstbezogene dysfunktionale Emotionen wie Scham, Schuld und Selbsthass zu revidieren. Die Patientin wird lernen, sich selbst gegenüber eine wohlwollend unterstützende Perspektive (compassionate self) einzunehmen, und in *Behandlungsphase 4* damit beginnen, ihre Vergangenheit, so wie sie eben war, anzunehmen und gegebenenfalls zu betrauern.

Exposition gegenüber sozialen Primäremotionen bei biografisch verankerten realen Erlebnissen

Fazit

Ziel des Therapiestadiums IIb ist die Bearbeitung der zentralen automatisierten maladaptiven Erlebnismuster, welche die Patientin daran hindern, ihre Ziele und Pläne im Leben zu verwirklichen. Methodisch handelt es sich um eine formale oder informelle expositionsbasierte Revision sekundärer Bewältigungsstrategien, die in Form von dysfunktionalen Selbstkonzepten verankert wurden. Zeitgleich erfolgt ein Skills-gestütztes Training der sozialen Kooperation, der Emotionsregulation, Achtsamkeit und Compassion.

4.5.6 Therapiestadium III: Das Leben entfalten

In diesem Stadium der Therapie wird die Patientin zunächst noch einmal ihre Werte und Bedürfnisse formulieren, um dann möglichst konkrete Schritte auf dem Weg zu einem sinnerfüllten Leben in Angriff zu nehmen. Der Therapeut unterstützt sie dabei, ihre bisherigen automatisierten emotionalen und kognitiven Hindernisse fortwährend zu erkennen, zu benennen und zu entaktualisieren. Ziel ist es, möglichst kleinschrittige, alltagsrelevante Prozesse einzuleiten, die dann unter der Kontrolle von positiven sozialen Verstärkern stehen. Dazu muss die Patientin lernen, positive Signale zu erkennen, zu verarbeiten und zu generalisieren. Exposition gegenüber aversiven positiven Emotionen wie Stolz, Anerkennung, Nähe und Geborgenheit gehören hier zum interventionellen Repertoire. Der Schwerpunkt im Skills-Training in dieser Behandlungsstufe sollte auf dem „Training zur sozialen Kooperation“ liegen. Hier sollten Rollenspiele den Vorzug vor der Theorievermittlung haben!

4.6 Therapeutische Strategien und Methoden

4.6.1 Verhaltensanalysen

Im Therapiestadium I liegt der Schwerpunkt der Therapie auf der Kontrolle von krisengenerierendem Verhalten. Dysfunktionale Verhaltensmuster werden auf der Tagebuchkarte notiert und möglichst zeitnah bearbeitet. Die Verhaltensanalyse ist hierbei ein wichtiges Instrument. Im Therapiestadium II und III geht es dann häufiger darum, Vermeidungsverhalten zu erkennen und zu bearbeiten. Auch hierzu sind Verhaltensanalysen hilfreich. Die Grundlagen der Verhaltensanalyse (Bedeutung von Auslösern, Systemvariablen, kurz- und langfristigen Konsequenzen) dürfen in diesem Band vorausgesetzt werden. Verhaltensanalysen mit Borderline-Patientinnen bringen jedoch eine Vielzahl von Besonderheiten mit sich, die im Folgenden besprochen werden:

Besonderheiten von Verhaltensanalysen

Zwei Funktionen der Verhaltensanalysen

Die zwei Funktionen von Verhaltensanalysen in der DBT

1. Bei lebensgefährlichem Verhalten geht es darum, der Patientin zu helfen, automatisierte Reiz-Reaktionsmuster zu unterbrechen und alternativ Skills zur Stressbewältigung zu vermitteln.
2. Bei allen anderen dysfunktionalen Verhaltensmustern (auch Vermeidungsverhalten) geht es darum, die auslösenden Bedingungen zu verstehen, die entsprechenden emotionalen Reaktionen und Gedanken herauszuarbeiten und der Patientin zu helfen, diese Emotionen adäquat zu verarbeiten, ohne auf Vermeidungs- oder Escapestrategien zurückzugreifen.

Klären Sie also zunächst, worauf Sie Ihren Schwerpunkt legen wollen: Wenn es um *lebensgefährliche* Reaktionsmuster geht, brauchen Sie nicht viel Zeit in die Aufklärung von Auslösern und Emotionen zu investieren. Hier sollten Sie sich primär darauf konzentrieren, der Patientin zu helfen, die gefährlichen Impulse früh zu erkennen und zu benennen und einen gewissen Automatismus zu entwickeln, die hohe Anspannung mithilfe von rasch wirksamen Stresstoleranz-Skills (vgl. Kap. 4.7.4) herunterzuregeln, um sich einer sinnvolleren Problemlösung zuzuwenden.

Hochauflösende Verhaltensanalysen sind In-sensu-Exposition

In allen anderen Fällen (und diese sind die Regel) dienen Verhaltensanalysen zur Insensu-Exposition gegenüber aversiven Emotionen und Kognitionen. Die Patientinnen setzen dysfunktionales Verhalten meist ein, um aversive Emotionen und Kognitionen bzw. Anspannungszustände, die daraus resultieren, zu unterbrechen. Sehr häufig entwickeln sich hohe Anspannungen bei Borderline-Patientinnen, wenn auf die erste, unmittelbare, oft situationsadäquate Emotion Bewertungsprozesse folgen, welche eine adäquate, also emotionsgesteuerte Handlung unmöglich machen. Vorrangiges Ziel der Verhaltensanalyse ist es nun, die primäre, d.h. die unmittelbar auf das Schlüsselereignis folgende Emotion herauszuarbeiten, zu überprüfen, ob diese Emotion einer adäquaten Interpretation folgte, und der Patientin gegebenenfalls zu helfen, zukünftig entsprechende Handlungsentwürfe zu entwickeln oder mit diesen Emotionen sinnvoller umzugehen (siehe Skills zum Umgang mit Emotionen in Kap. 4.7.5). Dies ist ein zentraler und erwünschter therapeutischer Prozess. Dazu bedarf es jedoch der führenden Hilfe des Therapeuten. Ansonsten besteht die Gefahr, dass dysfunktionale sekundäre Kognitionen, Flashbacks oder dissoziative Phänomene den Drang zu erneuten dysfunktionalen Handlungen verstärken.

Beispiel

Die Patientin wird in der Straßenbahn sexistisch „angemacht". Sie spürt die Grenzverletzung und Demütigung, fühlt sich auch ein Stück bedroht und wird wütend. Diese Wut nimmt sie jedoch kaum wahr, es sei denn als Körperspannung und Kloß im Hals. Stattdessen fühlt sie sich beschämt, wendet den Blick ab, macht sich Vorwürfe, dass es an ihr liege, wenn sie von Männern angemacht wird, das läge ihr im Blut, sie sei schlecht und Freiwild ... Die erste, situationsadäquate Emotion wäre in diesem Falle also Wut und Ärger. Mit Fingerspitzengefühl und viel „Selbstöffnung" (self-disclosure) (z. B. „*... wenn mir das passieren würde, wäre ich zuerst einmal ziemlich wütend ... Ich würde mich vielleicht nicht unbedingt trauen, ihn anzuschreien, aber wütend wäre ich schon ...*") sollte der Therapeut während der Verhaltensanalyse diese Wut herausarbeiten, die Patientin in ihrer kurzen Wahrnehmung bestätigen und helfen, per Rollenspiel Wut auszudrücken und sich situationsadäquat zu wehren.

Kettenanalysen

Verhaltensanalysen eröffnen immer Alternativen

Ein naheliegender und damit häufiger Fehler liegt in dem Bestreben des Therapeuten, zunächst vollständige, mehrdimensionale Verhaltensanalysen zu erstellen, also das „Problem" vollständig zu „durchdringen", um dann in einem zweiten Schritt alternative Sichtweisen und Lösungsschritte zu etablieren. Leider bleibt für diesen zweiten Schritt dann häufig keine Zeit. Dies führt dazu, dass der Therapeut mit zunehmender Dauer über wunderschöne Erklärungsmodelle für die jeweiligen Verhaltensmuster seiner Patientin verfügt, die Patientin jedoch wenig Neues lernt. Nun, das hohe Tempo, das Borderline-Patientinnen vorgeben, zwingt den Therapeuten zu einer anderen Strategie: Das schrittweise Explorieren der Verhaltenskette („Kettenglied für Kettenglied") eröffnet die Möglichkeit, immer wieder, auch während des Explorationsprozesses, Alternativen vorzuschlagen und zu trainieren. Bringen Sie die Patientin dazu, mindestens ein neues Verhaltensmuster pro Sitzung auszuprobieren!

4.6.2 Umgang mit drängenden Suizidgedanken

Sicherlich ist Suizidalität ein wichtiges Problem in der Behandlung von Borderline-Patientinnen. Jüngere Untersuchungen zeigten jedoch, dass die Rate an erfolgreichen Suiziden – zumindest bei behandelten Populationen – im Vergleich zu anderen psychischen Störungen relativ niedrig ist. So lagen bei Nachuntersuchungen unserer eigenen Arbeitsgruppe 16 Jahre nach der DBT die Suizidraten unter 1 % und auch in den US-amerikanischen Langzeitstudien unter 4 % (Zanarini et al., 2015). Die Zahl der *Suizidversuche* ist allerdings ausgesprochen hoch und drängende Suizidgedanken ängstigen nicht nur Therapeuten, sondern oft auch die Patienten selbst. Da Suizidalität zudem der wichtigste Faktor für stationäre Krisenintervention und verlängerte Aufenthalte darstellt, ist diesem Problem sicherlich die gebührende Bedeutung beizumessen. Grundsätzlich versteht die DBT Suizidgedanken als „dysfunktionales Problemlösen". Die meisten Borderline-Patientinnen berichten, dass sie bereits als Kinder Suizidfantasien entwickelt haben und diese gezielt oder automatisiert zur Emotionsregulation einsetzten. Wenn Sie nachfragen, werden Ihnen die Patientinnen berichten, dass sie sich in unerträglichen Situationen vorgestellt hätten, „tot zu sein", in einer „anderen Welt zu sein", mit „besseren Eltern" oder „starken guten Mächten" verbunden zu sein. Die Patientinnen lernten, dass sich mittels dieser Fantasien die Gegenwart besser ertragen ließ. Lerntheoretisch könnte man dies als mentale Escapestrategien einstufen: Durch wiederholte Anwendung werden diese Strategien schließlich konditioniert und treten als automatisierte Suizidgedanken auf, wann immer sich das Individuum in einer belastenden Situation sieht. Diese Gedanken können dann von den Betroffenen durchaus als bedrohlich und unkontrollierbar erlebt werden. Bisweilen werden diese Gedanken auch als imperativ und akustisch real vernommen. Man könnte diese konditionierten Suizidfantasien als Äquivalent zum besser untersuchten Suchtgedächtnis sehen: Auch dieses ist konditioniert und automatisiert, weitgehend löschungsresistent und wird bisweilen von den Betroffenen als ich-dyston erlebt. Und wie bei der Sucht können auch Borderline-Patientinnen mit chronischen Suizidgedanken lernen, diese Gedanken zu erkennen und zu deaktualisieren, ohne ihnen Folge zu leisten.

Suizidgedanken sind dysfunktionales Problemlösen

Im therapeutischen Prozess sollte man die Patientin zunächst über diese Zusammenhänge aufklären:

> Ihr Gehirn hat sich daran gewöhnt, immer, wenn es schwierig und belastend wird, Suizidgedanken zu aktivieren. Das hat früher mal geholfen, heute erleben Sie dies als bedrohlich. Aber Sie müssen diesen Ideen Ihres Gehirns ja nicht folgen. Im Gegenteil – Sie können diese Gedanken als Signal nutzen, dass gerade irgendetwas nicht stimmt, was dringend einer vernünftigen Lösung bedarf.

Wenn Patientinnen also über drängende Suizidgedanken berichten, sollte das Augenmerk auf die konkreten, auslösenden belastenden Bedingungen gelegt werden: Suizidfantasien sind dysfunktionales mentales Problemlösen. Das folgende Beispiel soll dies verdeutlichen: Nehmen wir an, die Patientin berichtet, dass sie zunehmend unter drängenden Suizidfantasien leide.

Beispiel

Th.: „Gut, dass Sie mir das erzählen. Können Sie diese Gedanken etwas genauer schildern? Haben Sie bereits konkrete Pläne und wenn ja, wie sehen die aus?"

Pat.: „Nein, ich will mich ja nicht umbringen, aber ich bekomme die Gedanken nicht aus dem Kopf."

Th.: „O.k., wie gut, dass Sie das so genau auseinanderhalten können: Ihr Gehirn produziert Suizidgedanken, die Sie ängstigen, Sie wollen sich aber nicht wirklich töten. Warum nicht?"

Pat.: „Ich habe es versprochen, ich denke an meinen Freund und außerdem will ich endlich dieses Praktikum im Kindergarten anfangen."

Th.: „Prima, danke, das sind gute Gründe, die mich erleichtern. Wissen Sie, auch mir ist es wichtig, dass Sie leben! – Aber lassen Sie uns mal genauer ansehen, was Ihr Gehirn dazu bringt, diese alten Suizidgedanken zu aktivieren: Was ist denn geschehen? Irgendetwas muss Sie ja belasten, sonst würde Ihr Gehirn nicht so reagieren."

Pat. „Keine Ahnung."

Th.: „Ja, manchmal braucht es ein bisschen Zeit, bis man das rausfindet: Wann genau traten diese Gedanken in dieser Heftigkeit auf oder besser, wann war das letzte Mal alles in Ordnung?"

Pat.: „Letzten Montag ging's mir noch gut."

Th.: „Letzten Montag ... und was ist am Dienstag geschehen?"

Pat.: „Am Dienstag? Ich glaube, da habe ich mit meiner Mutter telefoniert – es war furchtbar."

Th.: „Furchtbar?"

Pat.: „Ja, Sie hat mal wieder auf mir rumgehackt und gemeint, dass ich zu blöde zu allem bin und dieses Praktikum im Kindergarten gar nicht anfangen soll, ich sollte lieber sie pflegen – am besten Tag und Nacht ..."

Th.: „Oh, das verstehe ich, das hört sich nach einem echten Problem an, lassen Sie uns mal genauer darüber sprechen."

Zwischen Suizidgedanken und Handlungsdrang diskriminieren

Das Ziel dieser Intervention ist, zum einen zwischen Suizidgedanken und Handlungsdrang zu diskriminieren, zum anderen die konkreten Ursachen herauszuarbeiten und konkrete Lösungen zu finden. Natürlich entfalten die Auslöser sich nicht immer so einfach – oft handelt es sich um komplexe, multikausale Auslöser, aber meist genügt es, einen oder zwei Aspekte zu bearbeiten, um eine entsprechende Entlastung zu erreichen.

Die DBT bietet ein umfangreiches Instrumentarium zur Einschätzung und Erfassung der Dringlichkeit suizidalen Verhaltens. Indikatoren für drohenden Suizid sind:

- Jahrestage von sehr aversiven Ereignissen,
- Abbruch oder Abkühlung der therapeutischen Beziehung,
- Verschenken von Eigentum,
- Abschiedsbriefe,
- Abschiedsbesuche bei Freundinnen,
- plötzliche emotionale Gelassenheit und Ruhe.

Gute Therapeuten entwickeln ein Gefühl für dieses präsuizidale Stadium und intervenieren am besten auf der persönlichen Beziehungsebene und notfalls mit einer kurzfristigen Einweisung zur stationären Krisenintervention. Dies sollte, falls irgendwie möglich, einvernehmlich erfolgen, so dass die Patientin nicht den Eindruck bekommt, ihre Offenheit hätte ihr geschadet.

Es braucht wohl nicht mehr erwähnt zu werden, dass Selbstverletzungen, die eingesetzt werden, um aversive Anspannung zu reduzieren, nicht als suizidale Handlungen verbucht werden sollten. Auch Hochrisikoverhalten (Balancieren auf Brücken usw.) wird in aller Regel nicht als parasuizidale Handlung eingeschätzt, sondern als maladaptiver Versuch, „Kicks“ zu bekommen oder Ohnmacht auszutarieren.

4.6.3 Umgang mit therapiegefährdendem Verhalten

Unter diesem Begriff versteht man alle Verhaltensmuster von Patientinnen oder Therapeuten, die die Fortsetzung der Therapie gefährden oder den Fortschritt der therapeutischen Entwicklung behindern. Die Verbesserung von Abbruchquoten herkömmlicher Psychotherapien mit Borderline-Patientinnen im ambulanten Bereich von 75 % auf ca. 25 % in der DBT sind sicherlich zu einem wesentlichen Teil darauf zurückzuführen, dass die DBT ein besonderes Augenmerk auf das rasche Erfassen und Korrigieren von therapiegefährdenden Verhaltensmustern legt. Marsha Linehan beschreibt zwei unterschiedliche Typen und betont, dass die sogenannten „sprunghaften Patientinnen“ primär Schwierigkeiten haben, sich auf Therapien einzulassen, während die eher dependenten Patientinnen sehr rasch Beziehungen eingehen, diese dann auch halten, aber Schwierigkeiten haben, Unterbrechungen oder Unzuverlässigkeiten des Therapeuten zu tolerieren.

Therapiegefährdende Verhaltensweisen auf Therapeutenseite. Eine Vielzahl von Belastungsfaktoren kann kompetentes therapeutisches Arbeiten erschweren: persönliche Umstände, wie z. B. Belastungssituationen zu Hause und am Arbeitsplatz, zeitliche Überbeanspruchung, Unsicherheit bezüglich der eigenen Fähigkeiten, das Gefühl, die Kontrolle über die Therapiesituation zu verlieren, Angst vor juristischen Folgen, Angst oder Panik, dass die Patientin Suizid begehen könnte, unrealistische Einschätzung darüber, was in einem bestimmten Zeitraum erreicht werden könnte, Wut über Untätigkeit oder Frustration gegenüber der Patientin. Am häufigsten jedoch führt die Schwierigkeit des Therapeuten, den aktuellen Leidensdruck der Patientin zu ertragen, zu Fehlern. Versuche, diesen Leidensdruck rasch durch Zuwendung zu mindern, zieht häufig eine Verstärkung dysfunktionaler Verhaltensweisen nach sich. Neben allen Schwierigkeiten, die jeweiligen Balancen zwischen Veränderung und Akzeptanz, zwischen Flexibilität und Stabilität sowie zwischen Sorge/Unterstützung und Forderungen nach autonomen Veränderungsschritten zu halten, sind es aber insbesondere Verhaltensweisen, die mangelnden Respekt gegenüber der Patientin ausdrücken, die meist unabsichtlich und aus Gedankenlosigkeit begangen werden, die aber letztlich therapiegefährdende Verhaltensweisen auslösen können.

Respektloses Verhalten seitens der Therapeuten

Respektloses Therapeutenverhalten. Beispiele für respektloses Verhalten sind: Der Therapeut vergisst Termine, sagt Termine ab, ohne neue Termine zu vereinbaren, verändert ohne Rücksprache willkürlich Vereinbarungen mit der Patientin, reagiert nicht oder deutlich verspätet auf Nachrichten oder Anrufe; er liest nicht die Aufzeichnungen oder Unterlagen der Patientin, kommt zu spät, trägt unprofessionelle Kleidung, arbeitet an einem unordentlichen oder unsauberen Arbeitsplatz, lässt die Türe während der Sitzung offenstehen, lässt Unterbrechungen durch Telefonanrufe oder Piepser zu, beendet die Sitzung vorzeitig, behandelt seine Patienten sexistisch, patriarchalisch oder matriarchalisch.

Therapiegefährdende Verhaltensmuster auf Seiten der Patientin. Beispiele für therapiegefährdende Verhaltensmuster sind: fehlende Teilnahme, häufiges Zuspätkommen, eine unabgesprochene stationäre Klinikeinweisung, Androhung von Suizid in Gegenwart von Personen, die berechtigt sind, die Patientin in eine Klinik einzuweisen, Einnahme von bewusstseinsverändernden Medikamenten vor der Sitzung, Abbruch der Sitzung vor dem Ende, psychogene Anfälle während der Sitzung; Lügen, während der Sitzung nicht sprechen, sich während der Sitzung emotional zurückziehen, auf die meisten Fragen mit „ich weiß nicht" antworten; Nichteinhaltung von Vereinbarungen, Wochenprotokolle werden nicht ausgefüllt, unvollständig ausgefüllt oder nicht mitgebracht; Hausaufgaben werden nicht gemacht, die Teilnahme am Skills-Training wird verweigert.

Wann immer Verhaltensmuster auftreten, die eine Gefährdung des therapeutischen Fortschritts oder der therapeutischen Beziehung mit sich bringen, sollte eine Verhaltensänderung auf Seiten des Therapeuten, der Patientin oder auf beiden Seiten im Fokus der Therapie stehen. Folgende Schritte sind vom Therapeuten einzuleiten: Benennung des Verhaltens, Verhaltensanalysen mit detaillierter Bedingungs- und Konsequenzenanalyse, Lösungsvorschläge zur Veränderung des Verhaltens, Entwicklung eines Veränderungsplanes und eines Verstärkerplanes zur Veränderung des Verhaltens, rasche Rückmeldung, wenn sich das Verhalten verändert.

Therapiegefährdendes Verhalten mittels Bedingungsanalysen bearbeiten

4.6.4 Umgang mit Dissoziation

Neuere Studien zur Vorhersage von Therapieerfolg oder -misserfolg in der DBT fanden, dass das das Ausmaß dissoziativer Symptomatik während der Sitzungen negativ mit Therapieerfolg korreliert. Das ist auch plausibel, weil eine dissoziative Symptomatik die basalen Prozesse des emotionalen Lernens inhibiert. Es ist also wichtig, dass Therapeuten dissoziative Phänomene frühzeitig erkennen und entsprechend intervenieren. Dissoziation ist ein komplexes, phylogenetisch altes „Programm", das neben einer Zentralisierung des Kreislaufs auch eine Reduktion der Atemfrequenz, eine Reduktion der Schmerzwahrnehmung und den Verlust der Kontrolle über die Willkürmotorik sowie die Ausgrenzung der Wahrnehmung von aversiven Affekten beinhaltet. Die Aktivierung dieses Systems führt zu einem regungslosen Verharren in der Gefahrensituation und ist, wie alle biologisch determinierten Programme, konditionierbar. Das heißt, Kinder, die häufig extremen, ausweglosen Gefahren ausgesetzt sind, werden dieses „Totstellprogramm" zunächst an bestimmte Reize koppeln, bald auf Umgebungsreize generalisieren und schließlich die Wahrnehmung psychophysiologischer Anspannung als Schlüsselreiz konditionieren. Diese dissoziativen Programme wirken vorübergehend entlastend und sind daher schwierig zu löschen. Die betroffene Patientin fühlt in aller Regel tatsächlich kurzfristig eine Reduktion der inneren Spannung oder der aversiven Emotionen, häufig jedoch ist die Dissoziation, die ja äußerst selten auf einen Schlag einsetzt, gekoppelt mit Angst vor Verlust der Kontrolle über die Realität.

Dissoziation behindert emotionales Lernen

Die DBT bietet verschiedene anti-dissoziative Fertigkeiten an. Die meisten zielen auf die Aktivierung sensorischer Systeme: Starke Sinnesreize wie Schmerz, laute Geräusche, stechende Gerüche, Muskelaktivität oder rasche Augenbewegungen vermögen, die Dissoziation zu durchbrechen und eine Reorientierung in der Gegenwart zu ermöglichen. Die Patientin wird zunächst angehalten, die graduelle Entwicklung von dissoziativen Zuständen genau zu beobachten, um rechtzeitig Gegenmaßnahmen er-

Starke Sinnesreize sind anti-dissoziativ

greifen zu können. Dazu gehört ebenfalls die Wahrnehmung der subjektiven Bereitschaft, sich in den dissoziativen Zustand „fallen" zu lassen, sich von der Umgebung zurückzuziehen und von Außenreizen abzuschotten. Die Patientin sollte lernen, dieser Handlungstendenz entgegenzuwirken, den Kontakt mit der Realität zu halten und auf die sogenannten wirksamen „Notfall-Skills" zurückzugreifen (vgl. auch Kap. 4.7.4). Als sehr hilfreich haben sich Kältereize erwiesen, Eisbeutel sollten im Haushalt verfügbar sein. Aber auch Trigeminusreizstoffe wie Ammoniak (25 %) können wirksam eingesetzt werden.

Auch in der therapeutischen Sitzung können antidissoziative Fertigkeiten trainiert werden. Man vereinbart mit der Patientin antidissoziative Schlüsselreize, etwa ein imaginiertes Bild, einen Ton oder einen Satz, der in Konditionierungsprozessen an den – zunächst vom Therapeuten vermittelten – Ausstieg aus der Dissoziation gekoppelt wird. Nach mehreren Wiederholungen sind viele Betroffene in der Lage, sich selbst im dissoziierten Zustand die Schlüsselreize zu vergegenwärtigen und damit eine Realitätsorientierung zu erlangen.

4.6.5 Dialektische Strategien

Kreative Spannung durch widersprüchliche Emotionen

Dialektische Strategien (vgl. Kasten) betonen die kreative Spannung, die durch widersprüchliche Emotionen, gegensätzliche Denkmuster, Wertvorstellungen und Verhaltensstrategien sowohl im intrapsychischen Erleben als auch im zwischenmenschlichen Bereich hervorgerufen wird. Veränderungen werden ermöglicht, indem die entstehende dialektische Spannung gezielt verstärkt und schrittweise Unterstützung bei der Entwicklung von Lösungsstrategien geleistet wird. Diese dialektische Position betrifft sowohl die Ebene der Beziehungsgestaltung als auch das intrapsychische Erleben der Patientin.

Dialektische Strategien

- Balance zwischen Veränderungs- und Akzeptanz-Strategien.
- Balance zwischen stützenden Strategien und Forderungen an die Patientin, sich selbst zu helfen.
- Balance zwischen Beharrlichkeit und Flexibilität.
- Der Therapeut sollte jede Interpretation von Ereignissen als relativ deklarieren.
- Der Therapeut sollte Dauerhaftigkeit und Unveränderbarkeit von Problembedingung infrage stellen.

Der Therapeut verwendet Metaphern und Parabeln, spielt den Advocatus Diaboli, reagiert übertreibend auf scheinbar unveränderbare Sichtweisen der Patientin (extending), benutzt die Methodik der Umdeutung (reframing).

4.6.6 Validierung

Gelungene Validierung erkennt man daran, dass die Patientin wahrnimmt, dass der Therapeut sie als Person, einschließlich ihres inneren Erlebens und ihres Verhaltens, wertschätzt, obgleich er dieses Erleben und Verhalten nicht unbedingt als sozial stimmig und sinnvoll erachten mag. Der Begriff der Validierung geht also über den Begriff der Empathie hinaus, da er durchaus aktive, korrigierende Interventionen des Therapeuten eröffnet. Dies betrifft sowohl Gedanken als auch Emotionen und Handlungsweisen (vgl. Tab. 2).

Sieben Dimensionen der Validierung

Tabelle 2: Sieben Dimensionen der Validierung

V 1 – Aufmerksamkeit	Der Therapeut ist wach, zugewandt, fragt nach, hütet sich vor Bewertungen und stellt das Gesagte in den Gesamtkontext der Patientin (z. B. *„Wann genau ist er Ihnen begegnet? Sie kannten ihn doch schon von früher, sah er denn diesmal anders aus?“*).
V 2 – Genaue Reflexion	Der Therapeut vermittelt, was er selbst verstanden hat, der Standpunkt der Patientin wird als gegeben akzeptiert (z. B. *„... soweit ich das jetzt verstanden habe, sahen Sie gar keine andere Möglichkeit, als ihn nach Hause zu begleiten?“*).
V 3 – Aussprechen von nicht Verbalisiertem (mind reading)	Der Therapeut spricht Emotionen, Gedanken oder auch Handlungsentwürfe aus, welche die Patientin selbst nicht ausspricht (z. B. *„Ich kann mir vorstellen, dass Sie zunächst höllische Angst hatten. Wenn ich mich da hineinversetze, dann könnte ich mir vorstellen, dass Sie sich hinterher entsetzlich schämten? ... Und wahrscheinlich kam Ihnen ein paar Mal der Gedanke, zu flüchten, aber Sie haben ihn verworfen. Manchmal, und es ist besonders schwierig, darüber zu sprechen, empfindet man trotz der prekären Situation auch noch Lust dabei, und das ist dann am schlimmsten – oder?“*). Zu dieser Ebene zählt auch die Vorbereitung auf zu erwartende Konsequenzen von therapeutischen Interventionen (z. B. *„Wenn wir jetzt eine Exposition versuchen, so wird sich zunächst alles in Ihnen sträuben, Sie werden wahrscheinlich denken: Alles, nur das nicht ...“*).
V 4 – Validerung im Sinne vergangener Lebenserfahrung oder biologischer Dysfunktion	Der Therapeut bezieht die gegenwärtigen Reaktionsmuster auf frühere Lernerfahrungen (z. B. *„... bei Ihrer Vorgeschichte mit dem Missbrauch erscheint es doch ziemlich verständlich, dass Sie sich gegenüber diesem Mann nicht haben abgrenzen können ... Gut, und dann sind Sie schließlich noch rasch dissoziiert und konnten sich nicht mehr wehren“*).
V 5 – Validierung im Sinne der gegenwärtigen Situation	Der Therapeut betont, dass die gegenwärtigen externen oder intrapsychischen Umstände ein bestimmtes Verhalten erklären (z. B. *„... nun, wenn Sie davon ausgehen, dass jede Form der Abgrenzung die Sache nur noch schlimmer macht, weil der Mann sich das dann nicht bieten lässt und dann völlig unkontrollierbar wird, dann kann ich verstehen, dass Sie sozusagen Schadensbegrenzung betreiben und sich gar nicht äußern ...“*).

Tabelle 2: Fortsetzung

V 6 – Radikale Echtheit	Der Therapeut vermittelt sich selbst als authentische Person und behandelt die Patientin so, wie er möchte, dass seine Frau, Schwester oder Tochter von einem Therapeuten behandelt werden sollte: Er behandelt die Patientin als kompetente, ressourcenreiche erwachsene Person, ohne die spezifische Problematik zu übersehen (z. B. „... *ich nehme an, dass Sie diese Form der Demütigung nicht mehr ertragen werden wollen, so dass Sie lernen werden, sich in Zukunft auf Ihr Gefühl zu verlassen und sich auch in derartigen Situationen zu schützen*“).
V 7 – Cheerleading	Der Therapeut vermittelt, dass er an die Patientin glaubt, und dass er ihr zutraut, auch schwierige Dinge aus eigener Kraft zu schaffen.

4.6.7 Kontingenzmanagement

Wie in jeder „normalen“ Beziehung, gilt auch für die therapeutische Beziehung, dass zwischenmenschliche Interaktion eine potenzielle Form der Verstärkung, Bestrafung oder Löschung darstellt. Die Reaktion des Therapeuten hat also unmittelbar Einfluss darauf, wie die Patientin daraufhin handeln wird, was sie empfindet und denkt. Kontingenzmanagement-Strategien bieten die Möglichkeit, diese Reaktionen bewusst einzusetzen und zu steuern, um es der Patientin zu erleichtern, zielorientiert zu handeln.

4.7 Fertigkeiten-Training (Skills-Training) in der Gruppe

Die Standard-DBT kombiniert unter ambulanten Bedingungen Einzeltherapie, Skills-Gruppentraining, Telefoncoaching und Konsultationsteam. Parallel zur Einzeltherapie besucht die Patientin also wöchentlich einmal für zwei bis drei Stunden eine *Fertigkeiten-Trainingsgruppe*. Diese Gruppe orientiert sich an einem Manual (Bohus & Wolf, 2012) und arbeitet über einen Zeitraum von sechs Monaten. Die Kommunikation zwischen Einzel- und Gruppentherapeuten erfolgt im Rahmen der Konsultationsgruppe, die ebenfalls wöchentlich stattfinden sollte. Der Einzeltherapeut arbeitet insbesondere während Therapiestadium I daran, die in der Fertigkeiten-Gruppe erlernten Skills fortwährend in seine Problemlösungen zu integrieren, um so die Generalisierung des Erlernten zu gewährleisten.

4.7.1 Rahmenbedingungen

Wie oben ausgeführt, sind Skills einfache, mentale Selbstinstruktionen, also „Handlungsanweisungen“, die die Patientin sich selbst gibt und die darauf zielen, die automatisierte intrapsychische Verarbeitung und Verhaltensmuster zu unterbrechen und neu zu modifizieren.

Skills bestehen aus vier Komponenten

Vier Komponenten von Skills
1. Identifikation von dysfunktionalen Automatismen 2. Benennen von dysfunktionalen Automatismen 3. Selbstinstruktion 4. Umsetzung auf der psychologischen oder Handlungsebene

Die zu erlernenden Verhaltensfertigkeiten gliedern sich in fünf Module.

Module des Fertigkeiten-Trainings
1. Achtsamkeit 2. Stresstoleranz 3. Emotionsmodulation 4. Zwischenmenschliche Fertigkeiten 5. Selbstwertsteigerung

Heute liegen gut durchstrukturierte Manuale mit zahlreichen Übungsbeispielen sowie mit Arbeits- und Übungsblättern sowohl für Erwachsene (Bohus & Wolf, 2012) als auch für Jugendliche (von Auer & Bohus, 2017) vor. Zudem entwickelte unsere Arbeitsgruppe eine computerbasierte interaktive CD-ROM, die im Selbstmanagement oder in Verbindung mit einer Skills-Gruppe eingesetzt werden kann. Die neue Auflage des Skills-Manuals von Linehan (2016a, b) bietet eine Fülle von Skills, die jedoch das Maß des Gruppentrainings überschreiten und eine spezifische Selektion durch den Therapeuten erfordern.

Nur die Anwendung der Skills führt zur Veränderung von Erleben und Verhalten

Es ist wichtig, sich selbst und den Patientinnen immer wieder klarzumachen, dass nicht das theoretische Wissen, sondern die Anwendung der Skills zur Veränderung von dysfunktionalem Erleben und Verhalten führen wird. Der Erfolg von Psychotherapie basiert auf Lernprozessen und den stärksten Lerneffekt vermitteln wiederholte Verhaltensexperimente. Die Wirkung der Skills baut sich daher in vier Schritten auf:

- *Schritt I:* Vermittlung von theoretischem Wissen.
- *Schritt II:* Individuelle Anpassung der Skills.
- *Schritt III:* Übungen der Skills unter therapeutischen Bedingungen.
- *Schritt IV:* Einsatz der Skills als zielförderndes Alternativverhalten im Alltag.

Vergegenwärtigt man sich dieses didaktische Konzept, so wird schnell klar, dass es mehrere Möglichkeiten gibt, diese vier Schritte umzusetzen. Im klassischen, ambulanten DBT-Setting teilen sich Skills-Trainer und Einzeltherapeut diese Aufgaben: In der Skills-Gruppe werden hier nur die Schritte I und III vermittelt (also die Vermittlung des theoretischen Wissens und die Übung der Skills unter standardisierten Non-Stress-Bedingungen), während der Einzeltherapeut für die individuelle Umsetzung verantwortlich ist. Bereits die interne Struktur des Skills-Trainingsprogrammes trägt diesem Paradigma Rechnung: Jede Therapieeinheit ist in zwei Abschnitte gegliedert, für die jeweils etwa gleich viel Zeit zur Verfügung stehen (in aller Regel zweimal 45 Minuten plus 15 Minuten Pause). Im ersten Abschnitt jeder Therapieeinheit werden die Hausaufgaben und Übungen der Patientinnen besprochen, im zweiten Abschnitt wird neues theoretisches Wissen vermittelt und es werden Übungen aufgegeben, die in der nächsten Stunde dann wieder abgefragt werden. Der mit dem Skills-Trainer kooperierende Einzeltherapeut hilft dann der Patientin, aus der Vielzahl von angebotenen Skills diejenigen auszuwählen, die für die Verbesserung ihrer jeweils spezifischen Problematik am sinnvollsten erscheinen (Schritt II). Basierend auf retrospektiven Verhaltens- und Kettenanalysen dysfunktionaler Erlebens- und Verhaltensmuster motiviert er die Patientin, in Zukunft Skills als zielförderndes Alternativverhalten einzusetzen (Schritt IV). Auch während der Krisenintervention am Telefon sorgt er für die Anwendung von Skills. Zusätzlich ist der Einzeltherapeut für die Entwicklung individualisierter Verstärkerpläne für die Anwendung von Skills verantwortlich. Die Abstimmung zwischen Einzeltherapeut und Skills-Trainern erfolgt im Rahmen der Intervisionsgruppe.

Auch während der Krisenintervention vermittelt ein Therapeut Skills

Dieses DBT-Standard-Modell hat sich unter Forschungsbedingungen und auch in der klinischen Praxis gut bewährt und ist sicherlich hoch effektiv. Deshalb sollte es, wann immer möglich, auch umgesetzt werden.

Es ist jedoch nicht immer möglich, ein derart komplexes therapeutisches Netzwerk aufzubauen. In der täglichen Praxis werden häufig nur Skills-Gruppen, also ohne dezidierte Kooperation mit DBT-Einzeltherapeuten, angeboten. Bisweilen haben DBT-Einzeltherapeuten keine Möglichkeit, ihre Patientinnen an Skills-Gruppen zu vermitteln. Beides ist sicherlich von Nachteil, es sollte dann zumindest dafür gesorgt werden, dass tatsächlich alle vier Schritte des Skills-Trainings umgesetzt werden.

Für Leiter von Skills-Gruppen, deren Patientinnen entweder an keiner zusätzlichen Einzeltherapie teilnehmen oder neben der Skills-Gruppe von Einzeltherapeuten behandelt werden, die keine Erfahrung mit DBT haben, eröffnet sich die Notwendigkeit, auch die Schritte II und IV in der Gruppe anzubieten. Dafür benötigt man zusätzliche Zeit (ca. 30 Minuten pro Patient und pro Woche). Außerdem erfordert dies therapeutische Kompetenz in der Erarbeitung von Verhaltens- und Kettenanalysen sowie in der Dialektik der motivationalen Arbeit mit Borderline-Patientinnen. Einzeltherapeuten hingegen, die ihre Patienten nicht an Skills-Gruppen vermitteln können, müssen zusätzlich zu den Schritten II und IV, für welche sie ohnehin zuständig sind, auch die Schritte I (Vermittlung von theoretischem Wissen) und III (Übungen unter Non-Stress-Bedingungen) umsetzen. Auch dies erfordert zusätzliche Therapiezeit (ca. 20 Minuten pro Patient und pro Woche) und eine sehr sorgfältige Kontrolle der Hausaufgaben und Übungen, was der therapeutischen Beziehung nicht immer förderlich erscheint.

Skills-Training: eine kognitiv-verhaltenstherapeutische Gruppentherapie

Das Skills-Training ist als kognitiv-verhaltenstherapeutische Gruppentherapie zu verstehen und vorrangig als psychoedukatives Sozialtraining konzipiert. Damit wird explizit kein gruppendynamischer bzw. interpersoneller Ansatz verfolgt. Die Entwicklung, Reflexion und Analyse einer Gruppendynamik werden stattdessen aktiv unterbunden. Das Fertigkeiten-Training nutzt gezielt gruppentherapeutische Wirkfaktoren, allen voran Anregungs- und Feedbackfunktionen, Problemlösefunktionen sowie Solidarisierungs- und Stützungsfunktionen. Letzteres wird von Borderline-Patientinnen als besonders hilfreich empfunden, erleben sie sich doch häufig als anders- und fremdartig. Die Atmosphäre gleicht einer Unterrichtsstunde, ohne in einen einseitigen Monolog von Seiten der Trainer zu verfallen. Vielmehr ist es Ziel und Aufgabe der Trainer, die Patientinnen so oft wie möglich als Expertinnen für ihre Probleme und deren Lösungen anzusprechen. Mittels persönlicher Beispiele sollen sie konkret in die Stoffvermittlung miteinbezogen werden.

4.7.2 Überblick über den Aufbau der Sitzungen

Es hat sich bewährt, zwei bis zweieinhalb Stunden pro Sitzung zu veranschlagen. Die erste Hälfte ist zunächst der Begrüßung und dem Eröffnungsritual gewidmet, anschließend werden die Übungen und Hausaufgaben besprochen. Nach einer Pause, während derer auch ein kleiner Imbiss, Kaffee oder Tee gereicht werden kann, folgt im zweiten Teil die Vermittlung von neuen Inhalten. Neue Hausaufgaben und ein Abschlussritual runden die Sitzung ab.

Achtsamkeitsübung zu Anfang

Eröffnungsphase. Wir beginnen jede Stunde nach der Begrüßung zunächst mit einer einfachen Achtsamkeitsübung. Kommt ein Mitglied der Gruppe zu spät, so wird vereinbart, dass es beim nächsten Mal allen Teilnehmern eine kleine Aufmerksamkeit zukommen lässt. Gibt es organisatorische Belange, so sollten diese hier kurz besprochen werden.

Klima der Gruppe ist unterstützend, lösungs- und ressourcenorientiert

Hausaufgaben und Übungsversuche. Die Therapeuten bitten alle Teilnehmerinnen nacheinander, der Gruppe mitzuteilen, welche Fertigkeiten während der letzten Woche geübt wurden oder versucht worden sind, zu üben. Jede Teilnehmerin erhält dafür etwa 10 Minuten Zeit. Die Tatsache, dass auch das Nichtüben genau analysiert wird, erhöht die Motivation, die Fertigkeiten während jeder Woche zumindest einmal zu probieren. Diese Phase der Sitzung verlangen von den Therapeuten ein hohes Maß an „Fingerspitzengefühl“, da einerseits darauf bestanden werden sollte, dass jede Teilnehmerin über ihre Versuche berichtet, andererseits aber auch die jeweiligen Schwierigkeiten validiert werden müssen. Dies betrifft insbesondere die Neigung der Patientinnen, sich selbst negativ zu beurteilen oder hartnäckig an unerreichbaren Maßstäben festzuhalten. Es empfiehlt sich, sehr früh auf negative Grundannahmen einzugehen und deren Tendenz, sich permanent kognitiv zu bestätigen. So fällt es leichter, mit Scham, Angst vor Kritik, Demütigung oder Verlegenheit umzugehen. Das Klima der Gruppe sollte unterstützend, lösungsorientiert, ressourcenorientiert und, wenn möglich, heiter und humorvoll sein. Bereits in der zweiten Stunde werden die Grundlagen der inneren Achtsamkeit und die Regel „Nicht abwerten!“ eingeführt. Es kann durchaus ein kreatives Klima entstehen, wenn gemeinsam beobachtet wird, wie häufig negative Bewertungsprozesse in die Selbst- und Fremdbeobachtung einfließen.

Berichten die Patientinnen über Schwierigkeiten in der Anwendung von Skills, sollten die Gruppenleiter Problemlösestrategien einsetzen und modellhaft vorführen, wie sich Situationen und Verhaltensweisen analysieren lassen und wie Selbstmanagement-Fertigkeiten angewendet werden können. Es geschieht, gerade in der Anfangsphase, immer wieder, dass Patientinnen berichten, sie hätten überhaupt nicht geübt. Der Therapeut sollte dies nicht wörtlich nehmen. Meistens eröffnen detailliertere Analysen, dass kurz versucht wurde, zu üben, aber die jeweiligen Fertigkeiten nicht sofort effektiv waren. Das Setzen von realistischen Zielen und das Verstärken von Shaping-

Prozessen wäre die entsprechende Strategie. Nicht jede Patientin muss jede Fertigkeit lernen. Das Manual beinhaltet eine Vielzahl von Skills, die Patientin kann probieren, welche für die Lösung ihrer Probleme angemessen erscheinen und diese üben. Es erscheint also sinnvoller, sich einige wenige Fertigkeiten gut anzueignen, als eine Vielzahl oberflächlich kennenzulernen. Gibt eine Patientin an, tatsächlich „keine Lust" auf Übungen gehabt zu haben, so sollte auch darauf im Sinne einer kurzen Verhaltensanalyse eingegangen und nach Problemlösungsstrategien gesucht werden.

An eigene Erfahrungen oder Erfahrungen der Patientinnen anknüpfen

Vermittlung von neuem Material. Auch wenn es sich um „Unterricht" im besten Sinne, also um Vermittlung von neuem Wissen handelt, so sollte der Leiter doch versuchen, den Stoff an eigene Erfahrungen oder Erfahrungen der Patientinnen zu knüpfen. Kurze Anekdoten, Metaphern, Rollenspiele oder Befragungen der ganzen Runde sind Bestandteil der Didaktik. Es ist auch hier darauf zu achten, dass bisweilen auch die Vermittlung von abstraktem Wissen bei Patientinnen aversive Assoziationen und Emotionen auslösen kann. Starke Anspannung oder Dissoziation während der Sitzung sollte, wenn möglich, zur kurzen Vermittlung von Skills genützt werden.

Ausklang – „Wind-down". Um zu verhindern, dass aktivierte emotionale Prozesse nach der Sitzung zu unkontrolliert dysfunktionalem Verhalten führt, empfiehlt es sich, sogenannte „Wind-down"-Rituale einzuführen.

Achtsamkeitsübungen zum Abschluss

Entspannungsübungen, Visualisierungen, Meditation oder Atemübungen haben sich bewährt. Diese Übungen sollten nicht mit geschlossenen Augen und über einen beschränkten Zeitraum von etwa fünf Minuten durchgeführt werden. Eine weitere Methode besteht in einer kurzen Abschlussrunde, während derer jede Patientin über Aspekte berichtet, die sie während der Sitzung an sich selbst oder bei anderen beobachtet hat. Wesentlich hierbei ist, dass diese Beobachtungen entsprechend der Gesetzmäßigkeit der inneren Achtsamkeit *nicht bewertend* berichtet werden (z. B. *„Ich beobachtete, dass ich Schwierigkeiten hatte, mir diese Übung konkret vorzustellen"*, *„Ich beobachtete, dass der Gedanke, diese Übung tatsächlich durchzuführen, mir einiges Bauchgrimmen bereitet hat"*). Diese „Beobachtungsrunde", an der sich selbstverständlich auch der Therapeut beteiligt, hilft, emotionale Prozesse zu relativieren und sich davon zu distanzieren.

4.7.3 Achtsamkeit

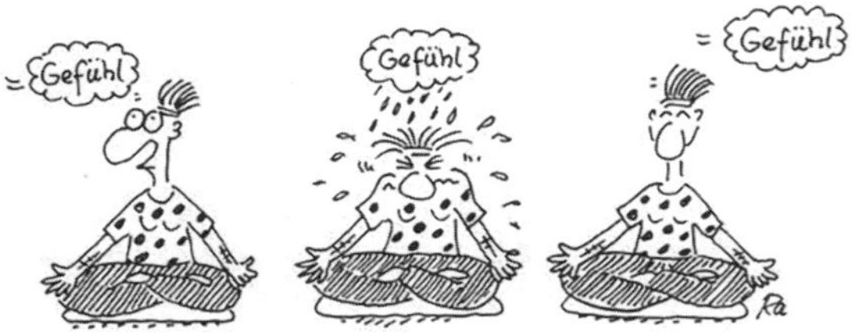

Um Skills anwenden zu können, ist es zunächst nötig, die eigenen Gedanken und Handlungsimpulse wahrzunehmen, und sie aus einer gewissen Distanz zu betrachten. Erst dann kann man sich selbst instruieren. Achtsamkeit ist in erster Linie gezieltes Training der metakognitiven Kompetenzen, also der Fähigkeit, sich selbst beim Denken zuzusehen, ohne sofort zu reagieren. Aus diesem Grund gilt Achtsamkeit als die „Mutter aller Skills". Und unsere Erfahrungen zeigen, dass es nicht nur sinnvoll ist, diese zu Beginn des Skills-Trainings zu lehren, sondern dass es hilfreich

Achtsamkeit ist die Mutter aller Skills

ist, für kontinuierliches Training zu sorgen. Im Idealfall sollten die Patientinnen täglich 10 bis 15 Minuten Achtsamkeit praktizieren. Daher steht die Vermittlung von Achtsamkeit nicht nur am Anfang des Skills-Trainings, sondern wird zu Beginn jedes Moduls mindestens ein bis zwei Stunden wiederholt.

Die Fertigkeiten zur Verbesserung der inneren Achtsamkeit basieren auf der Praxis der Zen-Meditation und dienen in erster Linie dazu, den Patientinnen die Relativierung von aktivierten Emotionen und Kognitionen zu ermöglichen. Hinzu kommt eine schrittweise Verinnerlichung des Prinzips der „Akzeptanz", d.h. der Entwicklung einer annehmenden Haltung gegenüber unabwendbaren Dingen sowie die Revision der irrigen (kindlichen) Annahme, dass Freiheit und Glück darin bestehen, sein Leben möglichst unabhängig von sozialen Zwängen zu gestalten („Freiheit besteht darin, nicht das tun zu müssen, was man tun will").

Damit sind Skills zur Achtsamkeit einerseits therapeutische Methodik, andererseits eine Art „Haltung" dem Leben gegenüber. Für die vollständige Vermittlung dieses Moduls sollten sechs bis acht Sitzungen veranschlagt werden. Im Rahmen der Skills-Gruppe werden die Patientinnen über den Weg der kontinuierlichen Übung an die grundlegende Bereitschaft zum Annehmen der Realität herangeführt. Man sollte sich im Klaren sein, dass dieser Prozess seine Zeit braucht, gerade weil die Wirksamkeit der Übungen sich erst nach einigen Wochen entfaltet. Der Therapeut sollte den Patientinnen einerseits den theoretischen Hintergrund näherbringen und sie andererseits zum täglichen Üben ermuntern. Teilaspekte der Achtsamkeit sollen zu Beginn jedes Moduls kurz wiederholt werden, um so Neueinsteigern zu ermöglichen, sich mit der Thematik der Achtsamkeit vertraut zu machen. Didaktisch werden die Patientinnen zunächst mit den wichtigsten Begrifflichkeiten der Achtsamkeit („Was"-Fertigkeiten und „Wie"-Fertigkeiten) sowie den zugehörigen Modalitäten (Wahrnehmen, Beschreiben, Teilwerden; Offen Annehmen; Wohlwollend Begegnen; Umsichtig Handeln) vertraut gemacht. Das erwähnte Skills-Manual und auch die interaktive CD-ROM bieten eine Vielzahl von kleinen Übungen, die einfach umsetzbar sind (vgl. Kästen).

Nicht wertendes Wahrnehmen und Beschreiben

Übung: Nicht wertendes Beschreiben

Die Reporterin: Nehmen Sie sich 15 Minuten Zeit und stellen Sie sich die Zeit auf Ihrem Küchenwecker oder Handy ein. Gehen Sie an einen belebten Ort. Nehmen Sie ein Gerät mit Aufnahmefunktion (z.B. Diktiergerät, Smartphone) mit. Notfalls geht es auch ohne alles. Stellen Sie sich vor, Sie sind eine Star-Journalistin. Sie wurden aus der Umlaufbahn des zweiten Andromeda-Nebels auf die Erde gebeamt. Sie sind gut vorbereitet und sehen aus wie ein normaler Mensch, na ja, ziemlich zumindest. Jedenfalls merkt kaum ein Mensch, dass Sie von einem anderen Stern kommen. Sie machen eine Reportage für Ihre Leute zu Hause. Sie beschreiben sehr genau, was Sie sehen, ohne die üblichen Bedeutungszusammenhänge zu kennen (schließlich sind Sie All-Touristin!). Trotzdem möchten Ihre Leute dort oben zum Beispiel genau erklärt haben, was ein Anzug ist oder ein Nabel-Piercing, auch über Autos und ähnlichen Quatsch haben die sich nie Gedanken gemacht. Und was ist bitte eine Plastiktüte, auf der ALDI steht? Also...

Übung: Nicht wertendes Wahrnehmen

Die Verkosterin: Diese Übung hat keinen festen Zeitrahmen. Besorgen Sie sich etwas zu Essen. Eine Zitrone, ein Pfefferminzblatt, ein Salbeiblatt, eine Praline, egal, es soll Ihnen behagen. Schließen Sie die Augen und setzen Sie sich hin. Führen Sie das Stück zum Mund, beobachten Sie, was im Mund passiert. Öffnen Sie die Lippen, kosten Sie das Stück und stecken Sie es in den Mund. Lassen Sie sich viel Zeit. Beobachten Sie, an welchen Stellen in Ihrem Mund verschiedene Dinge passieren, lassen Sie sie geschehen und beobachten Sie die Veränderungen.

Die interaktive CD-ROM (Bohus & Wolf, 2012) bereitet das Rationale für das tägliche Üben von Achtsamkeit vor. Es empfiehlt sich, die Patientinnen zu ermuntern, diese Einführung in die Achtsamkeit eigenständig durchzuarbeiten und in der Gruppe die allfälligen Fragen gemeinsam zu bearbeiten. Grundsätzlich gilt, wie bereits ausgeführt, dass sich die Wirksamkeit der Achtsamkeit im Üben entfaltet. Die Theorie dient also primär dazu, die Patientinnen zu ermuntern, diese Übungen aufzugreifen und in den ersten sechs bis acht Wochen Geduld beim Üben aufzubringen. Zudem können natürlich eingängige Lehrsätze der Achtsamkeit auch kognitiv gut verankert werden und in Krisensituationen dienlich sein (z. B. *„Annehmende Haltung statt Kopf durch die Wand“*; *„Gerade der größte Idiot ist mir geschickt worden, um meine Geduld zu trainieren“* etc.). Wie bei allen Übungen sollte sorgsam darauf geachtet werden, diszipliniert zu üben und regelmäßig zu protokollieren. Die Erfahrung zeigt, dass manchmal selbst die Anschaffung eines Küchenweckers schwierig ist – also bitte kontrollieren. Gerade Therapeuten, die keine eigene Erfahrung mit Achtsamkeitsübungen haben, sei die Bedeutung von externer Zeitkontrolle ans Herz gelegt. In Zen-Klöstern übernehmen Gongs und Glocken diese sehr erleichternde Aufgabe – in der eigenen Praxis delegiert man diese Aufgabe an einen Wecker oder die Uhr auf dem Smartphone oder an eine Meditationsuhr. Ein bedeutsamer Aspekt ist die eigene Achtsamkeitspraxis bzw. -erfahrung der Skills-Trainer. Es ist nicht nur schwierig, sondern weitgehend unmöglich, Achtsamkeit zu vermitteln, wenn man sich nicht selbst in diesen Erfahrungsprozess begibt. Im Vergleich zur Mindfulness Based Stress Reduction (MBSR) von Kabat-Zinn ist in der DBT die eigene Meditationspraxis zwar nicht zwingend, eine eigene Befragung von etwa 30 erfahrenen DBT-Therapeuten zeigt jedoch, dass viele DBT-Therapeuten dazu tendieren, selbst Achtsamkeit zu praktizieren. Die meisten Zen-Klöster in Deutschland bieten Einführungs-Sesshins (Zen-Retreats) an, die unkompliziert und niederschwellig besucht werden können. Dies bietet eine gute Grundlage für die täglichen Übungen. Natürlich haben viele Therapeuten Schwierigkeiten, die Selbstdisziplin aufzubringen und täglich zu üben – genauso wie ihre Patientinnen. Und natürlich ist es einfacher, seine Patientinnen zu motivieren, als sich selbst, und dennoch ...

Achtsamkeitsübungen bedürfen der externen Zeitgeber

Generell sollte man immer wieder vermitteln, dass auch kurze täglich Übungen (5 Minuten), besser sind, als gar nicht zu üben, oder einmal im Jahr einen Kurs zu besuchen. Unsere langjährige klinische Erfahrung, auch mit sehr schwer belasteten Patientinnen, zeigt, dass die meisten Patientinnen in der Lage sind, Achtsamkeitsübungen über einen Zeitraum von 10 Minuten gut durchzuhalten. Die häufig diskutierte Gefahr einer psychotischen Entgleisung während oder nach Achtsamkeitsübungen haben wir bei nun über 500 behandelten Borderline-Patientinnen noch nie erlebt. In der Praxis hat sich zudem bewährt, die jeweiligen Sitzungen der Skills-Gruppen mit einer drei- bis fünfminütigen Achtsamkeitssitzung zu beginnen und zu beenden. Dies ist einerseits ein gutes Modell, andererseits eine gute Übung, um die Aufmerksamkeit auf die Gruppe zu bündeln bzw. sich von einer intensiven emotionalen Aktivierung am Ende einer Gruppensitzung zu distanzieren. Getreu dem Motto: *„Do DBT to the Team"* führen wir diese Übungen übrigens auch zu Beginn von Teamsitzungen durch.

4.7.4 Stresstoleranz

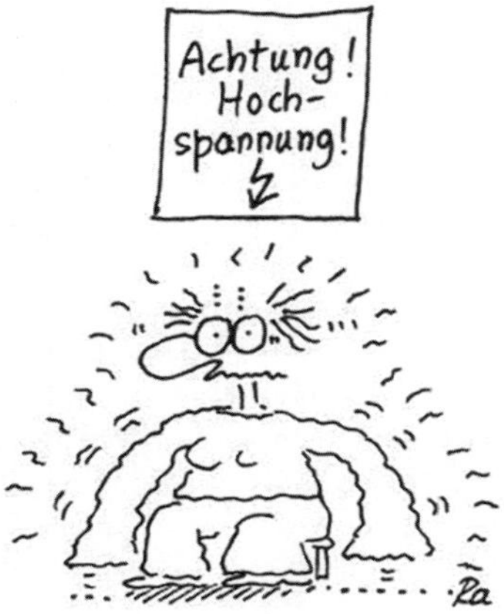

Fertigkeiten zur Stresstoleranz dienen einerseits dazu, Hochstress-Phasen zu verkürzen, und andererseits dazu, die Entwicklung von Hochstress-Situationen zu minimieren. Da gerade der erste Aspekt, also die Vermittlung von Fertigkeiten, um Hochstress-Phasen zu bewältigen, bei den Patientinnen auf hohe Akzeptanz stößt, ist es sinnvoll, dieses Modul im Anschluss an die Achtsamkeits-Skills zu vermitteln. In der Therapiestufe I hat dieses Modul grundsätzlich die erste Präferenz. Man sollte für dieses Modul etwa sechs bis acht Sitzungen veranschlagen. Grundsätzlich empfiehlt es sich auch in diesem Modul, den Patientinnen zu raten, das Kapitel zunächst einmal eigenständig auf der interaktiven CD-ROM anzuhören und durchzuarbeiten. Im ersten Schritt lernen die Patientinnen, die Intensität ihrer jeweiligen Anspannung wahrzunehmen, um sogenannte „Frühwarnzeichen", d.h. somato-psychische Parameter zu identifizieren, welche Hinweise auf ansteigende Spannung geben. Individuell erstellte Spannungsprofile (vgl. „Spannungskurve" im Anhang, S. 118) helfen den Patientinnen, (a) zukünftig Reiz-Reaktionsmuster zu identifizieren, (b) gezielt Skills zur Reduzierung von Spitzenwerten einzusetzen (bei Werten über 70) und (c) Frühwarnzeichen (bei Werten über 50) zu erkennen. Die Patienten erarbeiten sich einen „Notfallkoffer" mit starken sensorischen Stimuli, die gegebenenfalls zur Verkürzung der Hochstress-Phasen eingesetzt werden. Auch diese Skills sind mit zahlreichen Beispielen im Manual und der CD-ROM beschrieben (Beispiele siehe Kasten).

Stresstoleranz startet mit Spannungsprofil

Übung: Körperempfindungen – sich ablenken

Spüren:
- Kaltes Wasser über das Gesicht laufen lassen.
- Den Kopf in ein Becken mit kaltem Wasser tauchen.
- Einen Eiswürfel in die Hand oder in den Mund nehmen.
- Eine kalte Dusche nehmen.

Schmecken:
- Chilischoten kauen.
- Scharfe Sauce (Chili-, Wasabi-, Sushi-Sauce) in den Mund nehmen.
- In frischen Meerrettich beißen.

Hören:
- Laute, knallende oder pfeifende Geräusche direkt neben dem Ohr erzeugen.
- Den Kopfhörer aufsetzen und aufmunternde, rhythmische Musik hören.

Sehen:
- Nach oben blicken und die Augen rhythmisch nach links und rechts bewegen.
- Den Zeiger eines Metronoms beobachten.

Riechen:
- Eine Prise scharfen Schnupftabak schnupfen.
- Ammoniak zufächeln.

Man sollte sich vergewissern, ob die Info- und Arbeitsblätter zur individuellen Erfassung der inneren Anspannung (Einführung in das Skills-Training) durchgearbeitet und verstanden wurden. Die Patienten sollten in der Lage sein, den jeweiligen momentanen Anspannungsgrad zu erfassen. Es hat sich als hilfreich erwiesen, in der Einführung bereits auf die sogenannte „Konkrete Skills-Sammlung" hinzuweisen, die auf der CD-ROM heruntergeladen werden kann. Hier findet sich eine Vielzahl von Skills, die aus dem Bereich des Alltagslebens stammen und sicherlich zum Teil von den Patientinnen schon eingesetzt werden, ohne dies als „Skill" zu erkennen. Weisen Sie Ihre Patientinnen darauf hin, sich diese Sammlungen auszudrucken und sorgfältig zu prüfen, welche Skills von ihnen bereits angewandt werden.

4.7.5 Umgang mit Gefühlen

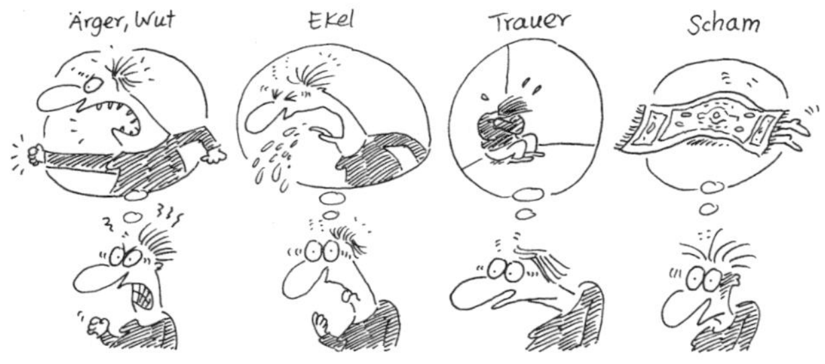

DBT ist eine emotionsfokussierte Therapie

Dieses Modul nimmt den breitesten Raum ein und ist sicherlich das zentrale Modul, welches die tiefgreifenden Veränderungen der DBT ermöglicht. Die Patientinnen lernen sowohl theoretische Aspekte der Emotionsregulation als auch praktische Fertigkeiten, die wichtigsten Emotionen zu identifizieren und zu regulieren. Für dieses Modul sollte man etwa 10 bis 12 Stunden veranschlagen. Arbeitet man mit Patientinnen, die sich bereits in Stufe II oder III der DBT befinden, die also bereits in der Lage sind, ihre schwerwiegenden dysfunktionalen Verhaltensmuster zu kontrollieren, kann dieses Modul auch zuungunsten des Stresstoleranz-Moduls ausgeweitet werden. Zur Didaktik: Die Teilnehmerinnen sollen lernen, dass Emotionen automatisierte „Programme" sind, die unter bestimmten Umständen aktiviert werden, um den Betroffenen bestimmte Handlungen „vorzuschlagen". Es geht also zunächst darum, eine distanzierte, objektivere Einstellung zu Emotionen zu entwickeln. Im zweiten Schritt erfolgt eine umfangreiche Aufklärung über die Bedeutung und Funktion der wichtigsten kategorialen Emotionen. Basierend auf diesem Wissen lernen die Teilnehmerinnen, wie man einschätzt, ob die Emotio-

Lernen, ob die Emotionen jeweils „sinnvoll" oder inadäquat sind

nen zum jeweiligen Zeitpunkt „sinnvoll" oder inadäquat sind, und wie man sie gegebenenfalls abschwächt. Im dritten Schritt werden Fertigkeiten zur längerfristigen Stabilisierung des emotionalen Systems vermittelt.

Da in den Skills-Gruppen von einem sehr unterschiedlichen Vorwissen der Teilnehmerinnen ausgegangen werden muss, sollten sich die Trainer die Freiheit nehmen, das Vorgehen an das jeweilige intellektuelle Niveau anzupassen. Das Modul gliedert sich im Wesentlichen in drei Segmente:

- Im ersten Segment wird ein allgemeines Modell der Emotionsregulation vermittelt.
- Im zweiten Segment, und dies ist das „Herzstück" dieses Moduls, werden die wichtigsten kategorial definierbaren Emotionen einzeln abgehandelt. Da es sich um 17 Emotionen handelt, können diese Emotionen nicht alle einzeln in der Gruppe durchgearbeitet werden. Vielmehr sollten die Teilnehmer zu Hause diese Emotionen selbstständig durcharbeiten und jeweils definieren, welche Emotionen für sie persönlich derzeit relevant sind. Die Trainer können dann im Gruppenprozess entscheiden, welche Emotionen sie detaillierter durcharbeiten wollen. Sicherlich spielen Emotionen wie Scham oder Kränkung sowie Wut und Ärger eine zentrale Rolle im dysfunktionalen Erleben der meisten Borderline-Patienten, so dass diese Emotionen auch im Skills-Training durchgearbeitet werden sollten.
- Im dritten Segment werden dann die generellen Strategien und Techniken der Emotionsregulation vermittelt.

4.7.6 Zwischenmenschliche Fertigkeiten

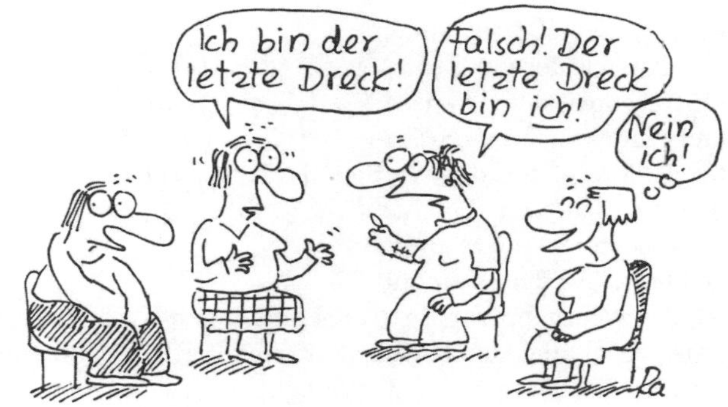
Ich bin der letzte Dreck!
Falsch! Der letzte Dreck bin ich!
Nein ich!
Ra

Das Training zwischenmenschlicher Fertigkeiten bezieht sich auf die Verbesserung der sozialen Kompetenz unter besonderer Berücksichtigung von Aspekten der Planbarkeit und Bewertung sozialer Situationen. Etwa 60 % der Borderline-Patientinnen leiden unter ausgeprägter sozialer Phobie, so dass dieses Modul sicherlich einen hohen Stellenwert in der Alltagsbewältigung einnimmt. Man sollte etwa 10 Sitzungen dafür veranschlagen. In viel stärkerem Maße als die anderen Module lebt dieses Modul von Übungen im Rollenspiel. Die einzelnen Stunden sollten immer im Dreiklang „Hausaufgaben", „Theorievermittlung", „Rollenspiel" gestaltet werden. Da, wie oben beschrieben, viele Patientinnen sich „kein Bild" von ihren interaktiven Prozessen machen, empfiehlt es sich dringend, mit Video-Feedback zu arbeiten. Natürlich „mögen" die meisten Patientinnen dies nicht. Dennoch sollten die Gruppenleiter versuchen, dies durchzusetzen; die Vorteile sind einfach zu offensichtlich. Wie immer in der Arbeit mit Borderline-Patientinnen besteht gerade im Rollenspiel die Gefahr, dass die Patientinnen

Rollenübungen sind zentral für das soziale Kompetenztraining

entweder aus Gründen der Scham nicht mitmachen, sich nicht auf Video aufnehmen lassen oder die Bänder nicht ansehen. Ein weiteres Problem besteht darin, dass bisweilen Reaktionen im Rollenspiel missverstanden und im realen zwischenmenschlichen Kontext des „wirklichen Lebens“ interpretiert werden. Man sollte daher Rollenspiele im Gruppenkontext explizit ansagen, das Thema genau definieren und auch die Bereitschaft der Teilnehmer explizit einholen. Die Reaktionen des Publikums (Gelächter) müssen manchmal, um Missverständnissen vorzubeugen, besprochen werden. In der Nachbesprechung sollte genau zwischen Kritik am „Rollenverhalten“ und Kritik an der jeweiligen Person unterschieden werden. Die Gruppenleiter sollten von Anfang an darauf achten, dass eine kooperative, auch witzige und manchmal selbstironische Stimmung entsteht. Dazu tragen häufig eigene Beispiele bei, z. B. von kleinen Geschichten, die schiefgegangen sind. Auch der Therapeut kann sich „auf die Schippe“ nehmen und als Modell für eine kritische Überprüfung des eigenen Verhaltens dienen.

Merke: Umgang mit Video-Feedback

Natürlich erleichtern Videoanalysen die therapeutische Arbeit. Die Technik sollte allerdings beherrscht werden und es sollte für ausreichende Tonqualität gesorgt sein (der Ton ist in diesem Fall immer wichtiger als das Bild).

4.7.7 Selbstwert

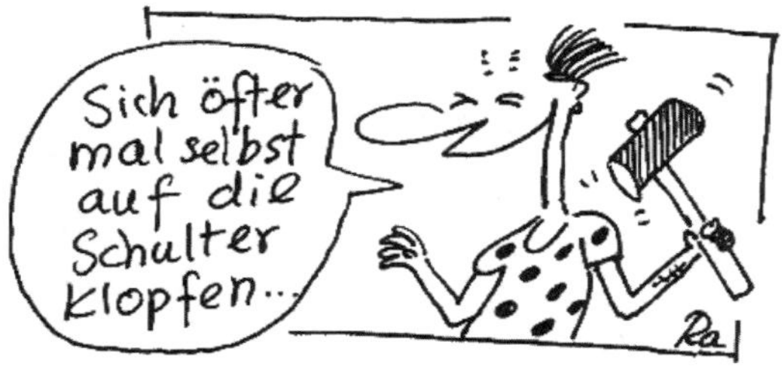

Das Modul „Selbstwert“ basiert weitgehend auf einem von Potreck-Rose und Jacob (2004) entwickelten Konzept und wurde von uns als zusätzliches Modul zu den vier ursprünglich von Linehan entwickelten Skills-Modulen etabliert. Ziel dieses Moduls ist, die Wahrnehmung der Teilnehmerinnen für dysfunktionale Einstellungen sich selbst gegenüber zu schärfen, diese zu relativieren und durch sinnvollere Einstellungen zu ergänzen sowie auf der Verhaltensebene umzusetzen. Im Gegensatz zu primär kognitiv- oder schemaorientierten Therapien betont die DBT grundsätzlich die Bedeutung von Verhaltensexperimenten und den Aufbau von neuen Kompetenzen als zentrales Paradigma der therapeutischen Veränderung (es gibt nichts Gutes, außer man tut es!) Das Modul „Selbstwert“ gliedert sich in zwei Einheiten, für welche jeweils zwei Therapieeinheiten zu veranschlagen sind.

In der Einheit „Selbstzugewandtheit“ sollen positive Erfahrungen mit der eigenen Person unterstützt werden. Dazu werden einerseits auf der kognitiven Ebene selbstbezogene positive Kognitionen, andererseits auf der Verhaltensebene die Hinwendung zu eigenen Bedürfnissen und der Aufbau positiver Aktivitäten gefördert. In der Einheit „Umgang mit Grundannahmen“ werden negative selbstbezogene Einstellungen identifiziert, ihre Auswirkungen auf das Verhalten herausgearbeitet und es wird dazu angeregt, mit alternativen Verhaltensweisen zu experimentieren.

4.8 Konsultationsgruppe für Therapeuten

Das Supervisionskonzept der DBT unterscheidet sich in einigen wesentlichen Punkten von der herkömmlichen psychotherapeutischen Supervision: Während letztere im weitesten Sinn einem Beratungskonzept folgt (das heißt, der Supervisor berät den Einzeltherapeuten hinsichtlich seiner Wünsche und Erwartungen), so übernimmt in der DBT das Behandler-Team nicht nur die Beratung, sondern die Steuerung und letztendlich auch die Verantwortung für den Erfolg der Behandlung (die Patientin „gehört" dem Team, nicht dem „Einzeltherapeuten"). Steht in der traditionellen psychologischen Supervision die *Beratung* des Therapeuten im Vordergrund (z. B. *„Welches Anliegen haben Sie heute an die Supervision?"*), so steht in der DBT die *Verantwortung für den Therapieerfolg* im Vordergrund, also auch unabhängig von den jeweiligen Anliegen des Therapeuten (z. B. *„Wie können wir als Team der Patientin helfen, mit ihrem Therapeuten zurechtzukommen und dabei maximale Fortschritte zu erreichen?"*). Es ist also durchaus sinnvoll, ab und an auch die Patientin in die Team-Intervision einzuladen, um deren Sichtweise besser kennenzulernen oder auch um mögliche Konflikte zwischen dem Therapeuten und der Patientin beizulegen. Im klinischen Alltag trifft sich das therapeutische Team (Einzeltherapeuten und Skills-Gruppenleiter) regelmäßig zur Intervision. Stehen externe DBT-Supervisoren zur Verfügung, so sollten sich diese darauf konzentrieren, das Team zu befähigen, auch eigenständig gute Arbeit zu machen.

Die Patientin „gehört" dem Team, nicht dem „Einzeltherapeuten"

Es geht darum, das Team, den therapeutischen Prozess nicht nur zu optimieren, sondern auch auszubalancieren: Wann immer der Therapeut sich frustriert, hilflos oder ärgerlich fühlt, weil die Patientin seiner Ansicht nach wenig Fortschritte macht, legt das Team das Augenmerk auf die kleinen Therapieerfolge, validiert die kleinen Schritte, um Druck und Ansprüche zu reduzieren. Wann immer sich der Therapeut beruhigt zurücklehnt und keine Schwierigkeiten vermeldet, wird das Team auf eine Verschärfung des Tempos und der Ansprüche drängen. Um dieser Aufgabe gerecht zu werden, ist es unabdingbar, möglichst ungefilterte Informationen über den Therapieverlauf zu erhalten. Die gemeinsame Analyse von *Videoaufzeichnungen* ist also eine Grundvoraussetzung. Der Dachverband DBT bietet eine günstige digitale Online-Supervisionsplattform[5] an, auf die Therapievideos sicher hochgeladen, asynchron bearbeitet und kommentiert sowie in der Gruppe diskutiert werden können.

Regeln für die Teamsupervision

Regeln für die Teamsupervision

1. Das Team berücksichtigt die dialektischen Grundprinzipien:
   - Es gibt kein „Richtig" oder „Falsch".
   - Gegensätzliche Meinungen sind erwünscht und sollen verstärkt werden.
   - Die Konsultationsgruppe „balanciert" den Einzeltherapeuten:

5 vgl. https://ddbt-supervision.de/

- Sie betont die Fragilität der Patientin, wenn der Therapeut zu sehr auf Veränderung drängt.
- Sie betont die Kompetenz der Patientin, wenn der Therapeut sie zu fragil behandelt.
- Sie betont die Bedeutung der „Realität", wenn der Therapeut zu sehr die subjektive Sichtweise der Patientin übernimmt.
- Sie betont die Bedeutung der subjektiven Sichtweise, wenn der Therapeut sich zu weit von der Patientin entfernt hat.

2. Das Team hilft den Therapeuten, ihre jeweiligen Grenzen wahrzunehmen und diese ihren Patientinnen mitzuteilen.
3. Das Team beschreibt das Verhalten der jeweiligen Patientinnen phänomenologisch und nicht bewertend, als ob die Patientin anwesend wäre.
4. Wenn das Team Deutungen oder Hypothesen entwickelt, so sind diese als solche zu benennen und mit der Patientin zusammen auf deren Stimmigkeit abzuklären.
5. Alle Therapeuten machen Fehler, die Konsultationsgruppe nützt diese, um gemeinsam zu lernen.

4.9 Nutzung von digitalen Medien und Telefonberatung

Schon im analogen Zeitalter nutzten DBT-Therapeuten die Möglichkeiten der telefonischen Beratung zur Krisenintervention. Die neuen digitalen Medien erweitern dieses Spektrum erheblich, bergen aber auch einige inhärente Probleme: Einerseits ermöglichen die schnellen Kommunikationswege natürlich rasche Hilfe bei Krisen und Interventionen im Sinne der Verhaltensveränderung, andererseits ist die Verheißung der ständigen Verfügbarkeit des Therapeuten für manche Patienten auch ein „süßes Gift", das zu Enttäuschungen führen oder auch Abhängigkeiten fördern kann. Grundsätzlich ist es daher hilfreich, sich auf klare Regeln zu verständigen und diese iterativ dann auch zu schärfen. Für viele Patienten wirkt es beruhigend, ihren Therapeuten E-Mails zu schreiben, die weniger problemlösenden als beziehungsfördernden Charakter haben – die neuen Medien machen es den Patientinnen nicht unbedingt leichter, zwischen therapeutischer und freundschaftlicher Beziehung zu unterscheiden. Klären Sie im Vorfeld, ob überhaupt, unter welchen Umständen und wenn ja, wie viel Zeit Sie aufwenden wollen, E-Mails zu lesen und zu beantworten. Erfahrungsgemäß zeigen sich die meisten Therapeuten zunächst weniger motiviert, Telefonkontakte zu ermöglichen. Die Praxis zeigt jedoch, dass die meisten Patientinnen von diesem Angebot sehr sorgsam Gebrauch machen. Besprechen Sie diese Kommunikationsstrategien in ihrer Intervisionsgruppe.

Nutzung digitaler Medien besprechen

In der Regel ist Kommunikation außerhalb der Sitzungen sinnvoll ...

- ... *zur Lösung akuter suizidaler Krisen.* Lerntheoretisch hat es sich als sinnvoll erwiesen, gerade während akuter Krisensituationen Skills oder andere Bewältigungsstrategien zu vermitteln. In diesem Fall ist es allerdings wichtig, die Reaktionszeiten des Therapeuten klar zu definieren. In der akuten Problemsituation sind E-Mails oder SMS nur beschränkt tauglich, solange nicht geklärt ist, wie rasch der Therapeut diese Nachrichten auch verlässlich liest und reagieren kann. Hier ist das traditionelle Telefon sicherlich sinnvoller. Am Telefon findet dann lediglich Krisenintervention und keine „Therapie" statt:

Keine Therapie am Telefon

> Gut, dass Sie mich anrufen, ich habe auch ca. 10 Minuten Zeit. Was ist das aktuelle Problem? Was genau ist passiert? Wie hoch ist die Spannung? Können Sie Stresstoleranz-Skills anwenden? Was ist die führende Emotion? Was würden Sie am liebsten tun? Ist dies sinnvoll? Wie können Sie das Problem anderweitig lösen?

- *... zur Belohnung nach schwierigen Veränderungsschritten.* Da der Kontakt mit dem Therapeuten in aller Regel als starker Positivverstärker einzuschätzen ist, erscheint es sinnvoll, diesen auch an erwünschte Verhaltensweisen zu koppeln:

> Also, ich merke, dass es ein äußerst komplizierter Schritt ist, sich mit Ihrem Vater auseinanderzusetzen. Ich würde mich freuen, wenn Sie sich kurz melden, wenn Sie diese Anstrengung geschafft haben ...

- *... zur kurzen Klärung der therapeutischen Beziehung.* Es kommt häufig vor, dass belastende Momente, Missverständnisse, Fehlinterpretationen oder Ängste, die während der therapeutischen Sitzung aufgeworfen werden, erst nach Beendigung der Stunde virulent werden. Bisweilen quälen sich die Patientinnen Stunden oder Tage mit dieser Problematik. Es sollte möglich sein, dies kurz per E-Mail oder am Telefon zu klären.

4.10 Stationäre Behandlung nach DBT

Stationäre und teilstationäre Behandlung sinnvoll

Die Möglichkeiten stationärer und teilstationärer Behandlung psychischer Störungen in Deutschland sind weltweit einmalig. Für Borderline-Patientinnen birgt dies Licht- und Schattenseiten: Störungsspezifische, elektive DBT-Behandlungsprogramme sind wissenschaftlich abgesichert und hoch wirksam. Unspezifische und unstrukturierte Aufenthalte in psychiatrischen oder psychosomatischen Fachkliniken führen allerdings häufig zu langen Liegezeiten (durchschnittlich über 50 Tage pro Jahr), repetitiven Wiederaufnahmen (über 50 %) und zu wenig psychopathologischer Verbesserung. Dies spiegelt sich auch in den hohen Behandlungskosten wieder: Nach wie vor werden in Deutschland ca. 90 % der Kassenleistungen für stationäre Settings ausgegeben. Es erscheint also wichtig, die stationären Ressourcen zielführend einzusetzen und zu unterscheiden zwischen:

1. stationärer Krisenintervention,
2. stationärer und teilstationärer Post-Krisen-Therapie sowie
3. elektiven störungsspezifischen Programmen.

Ursprünglich wurde die DBT für die ambulante Behandlung von Patientinnen mit einer Borderline-Störung entwickelt. Tabelle 3 listet Argumente auf, die gegen unspezifische stationäre Konzepte sowie für eine stationäre Behandlung sprechen.

Tabelle 3: Argumente, die für und gegen eine stationäre Behandlung sprechen

Argumente gegen unspezifische stationäre Behandlungskonzepte	• Unter stationären Bedingungen werden häufig dysfunktionale Verhaltensmuster und kognitive Konzepte durch das Behandlungsteam ungewollt verstärkt (z. B. Zuwendung und Aufmerksamkeit nach suizidaler Kommunikation oder Selbstverletzungen; Gespräche bei emotionalen Krisen, Anwesenheit von Mitpatientinnen in der Nacht etc.). • Stationäre Aufenthalte führen häufig ungewollt zur Entlastung von sozialen Anforderungen oder auch von Einsamkeit, was im Sinne negativer Verstärkung zur zunehmenden Hospitalisierung führt. • Die geballte Aufmerksamkeit und Zuwendung professioneller Helfer, insbesondere auf geschlossenen Stationen, dient häufig als positiver Verstärker für dysfunktionales Verhalten und führt zu zunehmender Hospitalisierung. • Der ungeregelte Kontakt mit anderen Borderline-Patientinnen und die Konfrontation mit deren traumatischen Erfahrungen kann Erinnerungen an eigene traumatische Erfahrungen triggern und starke affektive Belastungen auslösen. • Patientinnen können sich in Wettkämpfe um die Aufmerksamkeit des Pflegeteams verwickeln, was dann zu einer Akzeleration von dysfunktionalem Verhalten führt. • Die hierarchischen Strukturen in Kliniken vermitteln ein oft starkes Machtgefälle zwischen den Therapeuten und der Patientin, was dem geringen Selbstwertkonzept der meisten Borderline-Patientinnen zwar entspricht, aber dieses eben auch bestätigt.
Argumente für stationäre Behandlungskonzepte	• Noch immer ist die störungsspezifische ambulante Versorgung in Deutschland unzureichend. • Sicherlich können bei schwerkranken Borderline-Patientinnen die Abbruchquoten verringert werden. • Eventuell kann zu Beginn einer ambulanten Behandlung die kondensierte und intensive Vermittlung von störungsspezifischer Kompetenz und Fertigkeiten die Compliance und Effektivität der ambulanten Behandlung verbessern. • Stationäre Zentren sollten als Bestandteile eines integrierten ambulanten/stationären Behandlungskonzeptes für die kurzfristige Krisenintervention zur Verfügung stehen.

Zusammenfassend kann die stationäre Behandlung nur *als ein Modul eines integrierten Behandlungskonzeptes* verstanden werden. Man sollte unterscheiden zwischen:

1. stationärer Krisenintervention und
2. elektiver stationärer/teilstationärer DBT-Behandlung.

Im Folgenden werden diese beiden sich grundlegend unterscheidenden Konzepte skizziert.

4.10.1 Stationäre Krisenintervention

Die meisten Kliniken für Psychiatrie und Psychotherapie halten geschlossene oder abschließbare Stationen vor, in welchen Borderline-Patientinnen während suizidaler Krisen aufgenommen werden können. Dies hat große Vorteile, birgt aber auch einige Nachteile: Einerseits ist es unumgänglich und auch verpflichtend, Patientinnen mit akuter Eigen- oder Fremdgefährdung eine sichere Umgebung anzubieten, andererseits ist es oft schwierig, den Hospitalisierungstendenzen von Borderline-Patientinnen konstruktiv zu widerstehen. Die übergeordnete Leitlinie für stationäre Krisenintervention bei Borderline-Patienten sollte lauten: Sämtliche Aufmerksamkeit des Teams sollte sich an einer raschen Problemanalyse und Vorbereitung der raschen Entlassung orientieren. Es sollte möglichst keine Verstärkung von dysfunktionalem Verhalten durch das Team stattfinden! Und wichtig: Auch der Nachtdienst gehört zum Team. Das „Therapeutikum Nr. 1“, das sogenannte „entlastende Gespräch“, wird meist ad hoc angeboten, um akute Anspannung oder Verzweiflung durch ein geduldiges, aufmerksames Gespräch zu lindern. Dieses häufig im Nachtdienst applizierte „entlastende Gespräch“ ist in aller Regel kurzfristig erfolgreich und hinterlässt bei den meisten Beteiligten auch die entsprechende Erkenntnis, dass das schiere Mitteilen der emotionalen Not meist als sehr hilfreich erlebt wird. Langfristig aber wird genau diese Erfahrung für Borderline-Patientinnen zum Problem: Die meisten akuten Borderline-Patientinnen haben noch nicht gelernt, ihre starken aversiven Emotionen und Kognitionen alleine zu regulieren, sondern haben die Erfahrung gemacht, dass die Zuwendung eines anderen bei der Emotionsregulation nicht nur hilfreich, sondern wirklich nötig ist. Diese Erfahrung wird durch diese unspezifischen und ad-hoc angebotenen „entlastenden Gespräche“ fortwährend bestätigt und verstärkt (z. B. *„Wenn es mir wirklich schlecht geht, benötige ich sofort ein entlastendes Gespräch, und diese Möglichkeit gibt es verlässlich eigentlich nur im psychiatrischen Kontext“*). Sollte man dann diese Gespräche verweigern und die Patientin in Ihrer Not alleine lassen? Selbstverständlich ist dies auch keine Lösung. Vielmehr geht es darum, *in diesen Gesprächen* die Patientin zu befähigen, Fertigkeiten zu entwickeln, in Zukunft alleine mit Phasen von Hochstress und Verzweiflung umzugehen. Das ist für alle Beteiligten oft mühsam, aber es ist wohl der einzig sinnvolle Weg. Ein akutes Krisengespräch könnte also in etwa so ablaufen:

Aufmerksamkeit rasch auf Problemanalyse und Entlassung ausrichten

- Wenn die Patientin um ein entlastendes Gespräch ersucht, befindet sie sich wahrscheinlich unter sehr hoher Anspannung und ist deshalb akut kaum in der Lage, klar zu analysieren und zu denken. Bevor der Therapeut also an Problemanalyse denken kann, sollte die Patientin ihre Hochspannung regulieren. Dies geschieht im Selbstmanagement durch sogenannte Hochstress-Skills, d. h. durch starke sensorische Reize.
- Im zweiten Schritt wird die Patientin ermuntert, den jeweils konkreten Auslöser zu verstehen und dann entsprechend sinnvoll damit umzugehen. Es ist hilfreich, sich klarzumachen, dass Menschen unter starker emotionaler Anspannung ein ganz spezifisches Reaktionsmuster beim Gegenüber erwarten: direkte emotionale Betroffenheit und Anteilnahme, die sich auch in entsprechender Gestik und Mimik ausdrückt. Manchmal ist es für Therapeuten hilfreich, sich in die Situation eines Notarztes zu versetzen: Was würden Sie tun, wenn Sie an einem Unfallort ankommen und einen Menschen mit fürchterlichen Schmerzen antreffen? Sie werden versuchen, den Patienten zu beruhigen, Sicherheit auszustrahlen, emotionalen Kontakt mit ihm aufzunehmen, ihm versichern, dass Sie verstehen, dass er starke

Hochspannung regulieren durch Hochstress-Skills im Selbstmanagement

Schmerzen hat. Sie werden wahrscheinlich nicht erklären, dass das alles nicht so schlimm sei, und auch nicht den genauen Unfallhergang analysieren. Zeitgleich werden Sie gezwungen sein, einige lebenserhaltende Maßnahmen bzw. diagnostische Schritte einzuleiten. Dies werden Sie dem Patienten auch mitteilen (z. B. „... *ich weiß, Sie haben schon genug Schmerzen, aber ich muss einmal kurz Ihre Wirbelsäule untersuchen, es kann sein, dass das kurzfristig noch mehr schmerzt*").

Beispiel: Krisenintervention im Nachtdienst

Th. (begrüßt freundlich und zugewandt): „Hallo, Frau G., Sie haben mich rufen lassen, weil es Ihnen gerade schlecht geht?"

Pat.: „Hmmm."

Th. (validiert die Not): „O.k., ich sehe, wenn Sie mich tatsächlich so akut rufen lassen, dann müssen Sie das Gefühl haben, alleine keine Lösung mehr zu finden? Das ist sicherlich ein übler Zustand. Ich finde es gut, dass Sie sich um sich kümmern und um Hilfe bitten, das fällt Ihnen sicherlich nicht gerade leicht."

Pat.: „Hmmm."

Th. (setzt den Rahmen und die Agenda): „Ich hoffe, es klingt nicht unhöflich, aber ich kann mir jetzt nur 10 Minuten Zeit nehmen. Aber diese Zeit würde ich gerne nutzen, um mit Ihnen zusammen zu verstehen, was gerade los ist und was Sie tun können, um mit dieser Situation besser umzugehen, o.k.?"

Wenn die Patientin bereits in den Grundlagen der DBT ausgebildet ist, sollte der Therapeut nun zeitnah nach dem aktuellen Anspannungsgrad fragen:

Th.: „Ich hoffe, Sie erwarten von mir keine therapeutischen Wunder. Darf ich fragen, wie hoch auf einer Skala von 0 bis 10 Sie Ihre Anspannung einschätzen?"

Pat.: „Das habe ich befürchtet ... Sie interessieren sich gar nicht wirklich für mich ..."

Th.: „Sie sind ein bisschen enttäuscht? Kann ich nachvollziehen ... dennoch lassen Sie uns die Zeit nutzen und verstehen, was los ist und welche Skills Sie anwenden können."

Pat.: „O.k., ich bin auf 9."

Th.: „Verstehe. Das heißt, Sie können nicht klar denken? Und fühlen sich, als ob Sie das schier nicht aushalten können?"

Pat.: „Genau."

Th.: „Was für Gedanken drängen sich denn in Ihrem Gehirn jetzt auf?"

Pat.: „Ja, was denn wohl? Ich möchte mich schneiden, am liebsten möchte ich mich zermetzeln, ein ganzer Liter Blut soll herauslaufen, damit Ruhe ist ..."

Th. (validiert und fokussiert): „O.k., klingt ja heftig ... kurzfristig wäre das wohl eine Entlastung, längerfristig wohl eher nicht ... Darf ich fragen, was für Hochstress-Skills Sie gelernt haben?"

Pat.: „Weiß nicht ..."

Th. (freundlich unterstützend): „... Jetzt aber, ..."

Pat.: „Gut, kalt duschen hilft manchmal, Ammoniak und Eiswürfel in den Mund nehmen."

Th.: „O.k., prima, was könnten Sie jetzt anwenden?"

Pat.: „Kalt duschen."

Th.: „O.k., dann würde ich vorschlagen, Sie gehen jetzt kalt duschen ... Ich schaue dann in etwa einer Stunde noch einmal vorbei und dann können wir kurz darüber sprechen, was eigentlich die Auslöser dieser Hochspannung waren. Sie könnten diese Frage schon mal vorbereiten."

Zugegeben, das klappt natürlich nicht immer so geschmeidig wie in diesem Beispiel, aber man kann sich daran orientieren.

Schritte im Krisengespräch

Die *Aufnahmekriterien* auf die geschützte Station sollten *so eng wie möglich* gefasst werden:

1. *Suizidale Krisen:* Die Patientin ist derzeit nicht in der Lage, ihre Suizidimpulse zu kontrollieren.
2. *Psychosoziale Krisen:* Die derzeitigen psychosozialen Belastungsfaktoren erfordern Bewältigungsstrategien, über welche die Patientin derzeit nicht verfügt, so dass unmittelbar mit einer lebensgefährlichen Zuspitzung des Verhaltens zu rechnen ist.

Suizidale Krisen werden als Episoden definiert, in welchen die Patientin tatsächlich nicht in der Lage ist, ihre Verhaltensimpulse zu kontrollieren oder – meist durch eine schwere Depression bedingt – bereits einen klaren Suizidplan entwickelt hat. Die Frage „Sind Sie suizidal?" zielt hier deutlich zu kurz. Die Mehrzahl aller Borderline-Patienten wird Ihnen diese Frage jederzeit mit „Ja" beantworten: Bei Borderline-Patientinnen können Suizidgedanken als automatisiertes dysfunktionales Problemlösen gesehen werden, früh erlernt und oft mit unspezifischer Belastung konditioniert (vgl. Kap. 4.6.2). Wann immer die emotionale Belastung ein gewisses Niveau erreicht, meldet sich im Gehirn die Idee, dass Suizid ein möglicher Ausweg aus dieser Situation wäre. Ähnlich wie beim Suchtgedächtnis werden diese Suizidgedanken lange Zeit stimulusabhängig aktiviert und ähnlich wie beim Suchtgedächtnis sollte die Patientin lernen, dass man diese automatischen Gedanken nicht in Handlungen umsetzen muss. Borderline-Patienten sind – im Gegensatz zu depressiven oder psychotischen Patienten – in aller Regel in der Lage, diese Impulse zu kontrollieren. Um es kurz zu machen: Chronische Suizidgedanken sind in aller Regel keine ausreichende Indikation für eine stationäre Krisenintervention.

Suizidgedanken sind keine ausreichende Indikation für eine stationäre Intervention

Ähnlich verhält es sich mit selbstverletzendem Verhalten oder Hochrisikoverhalten. Beides ist keine regelhafte Indikation für eine stationäre Behandlung. Selbstverletzungen werden in aller Regel eingesetzt, um Hochspannung oder Flashbacks oder Dissoziation zu beenden und sind normalerweise nicht vital gefährdend. Hochrisikoverhalten (Balancieren auf Brückengeländern, Bahngleisen oder Ähnlichem) wird meist eingesetzt, um sich durch die zentrale Flutung von aminergen Substanzen kurz lebendig zu fühlen, Ohnmachtsgefühle zurechtzurücken oder schlicht, Lust an der Gefahr zu verspüren. Dieses Verhalten kann lebensgefährlich sein und muss natürlich sofort in der Therapie fokussiert werden. Kurzfristig geschlossene Türen aber helfen hier meist nicht weiter.

Behandlungsdauer auf maximal 2 bis 3 Wochen beschränken

Die *Behandlungsdauer* auf einer Krisenstation sollte auf maximal zwei bis drei Wochen beschränkt sein, dies sollte vom ersten Tag an so thematisiert werden. Wir gehen davon aus, dass die Patientin sich in einer Krise befindet, also in einer sehr belastenden Situation, in welcher ihr derzeitiges Verhaltensrepertoire nicht ausreicht, um die drängenden Probleme zu lösen, und sich daher die Problematik ohne externe Intervention permanent verschlechtert. Es gibt Sondersituationen bei Patientinnen, die aus geschlossenen oder offenen Wohngruppen überwiesen werden, in welchen sich die Teams nicht mehr zu helfen wissen und die Patientin für einige Zeit in sicherem Gewahrsam wissen wollen, um sich zu regenerieren.

Behandlungsalgorithmus während der stationären Krisenintervention

- *Tag 1:* Klärung der Psychopathologie inkl. akuter Suizidgefahr.
- *Tag 2 bis 6:* Problem- und Bedingungsanalyse der akuten Krise.
- *Nach 1 Woche:* Vorstellung im Krisenteam (die krisenauslösenden Bedingungen sollten verstanden sein).
- *Woche 2:* Umsetzung der Problemlösung.
- *Woche 3:* Entlassung oder Transfer in Langzeittherapie.

Krisen haben meistens akute psychosoziale Auslöser

Zur Analyse der Problemsituation (Tag 2 bis 6): Gehen wir ruhig davon aus, dass Krisen bei Borderline-Patientinnen in aller Regel akute psychosoziale Auslöser haben. Gehen wir weiter davon aus, dass nur wenige Patientinnen diese im ersten Interview benennen können. Zumeist antworten die Patientinnen in der Krise auf die Frage nach akuten Auslösern mit Generalisierungen (z. B. *„Alles ist eine Katastrophe, es wird immer schlimmer, ich pack das einfach nicht mehr"* etc.). Dies ist verständlich, aber wenig zielführend. Die Aufgabe des Therapeuten ist daher, in den ersten Tagen die akuten veränderten Bedingungen und Auslöser der Krise herauszuarbeiten, auch wenn diese oft nur die Tropfen sind, die das Fass zum Überlaufen bringen. Die folgende Checkliste kann dabei helfen:

Checkliste Krisenintervention

1. Wann genau begann die Krise?
2. Was sind die *neuen* Belastungsfaktoren?
   a) Externe Variablen
   b) Psychische und Verhaltensvariablen
3. Wie reagiert die Patientin auf die neuen Belastungsfaktoren
   a) im Erleben?
   b) im Verhalten?
4. Welche Auswirkung haben diese Reaktionen auf das Problem?
5. Welche Fertigkeiten (Skills) benötigt die Patientin, um auf das Problem angemessen zu reagieren?

Gute Krisenteams befragen in der Regel nicht nur die Patientin, sondern nehmen Kontakt mit dem sozialen Umfeld (inkl. des behandelnden Therapeuten) auf. Auf Kriseninterventionsstationen sollten Routinen implementiert sein, die garantieren, dass diese Parameter nach einer Woche im Team besprochen werden, um darauf basierend die nächsten Schritte zur Problemlösung einzuleiten. Es empfiehlt sich, diese Algorithmen im Voraus mit der Patientin zu besprechen und insbesondere auf die zeitliche Begrenzung des Aufenthaltes hinzuweisen.

4.10.2 Elektive stationäre DBT

Merke

Das im Folgenden beschriebene stationäre Behandlungskonzept orientiert sich an einem Modell, das an der Abteilung für Psychiatrie und Psychotherapie des Universitätsklinikums Freiburg, basierend auf Erfahrungen in den USA, entwickelt wurde. Mittlerweile wurde dieses Konzept an etwa 50 Kliniken im deutschsprachigen Raum etabliert, die durch den Deutschen Dachverband DBT (DDBT) zertifiziert sind (www.dachverband-dbt.de). Das Konzept wurde in mehreren Studien evaluiert (z.B. Bohus et al., 2004). Die Daten zeigen, dass die Effekte nach drei Monaten vergleichbar mit der ambulanten DBT-Behandlung nach 12 Monaten sind.

4.10.2.1 Rahmenbedingungen und Struktur

Störungsspezifische Stationen sind überlegen

Die Einsicht, dass gerade bei schwerwiegenderen Störungsbildern indikationsspezifische Stationen den gemischten Stationen deutlich überlegen sind, hat sich in Deutschland durchgesetzt. Die Behandlungsteams können störungsspezifische Erfahrungen sammeln und die Patientinnen können voneinander lernen. Von entscheidender Bedeutung ist, wie unter ambulanten Behandlungsbedingungen auch, dass eindeutig zwischen Vorbereitungs- und Therapiebedingungen unterschieden wird. Egal, ob die Patientin nach einem schweren Suizidversuch auf einer geschlossenen Station liegt oder ob sie über eine Reha-Maßnahme in einer psychosomatischen Abteilung aufgenommen wird: Während der Vorbereitungsphase erfolgt Diagnostik, Differenzialdiagnostik, Aufklärung über das Störungsbild, Aufklärung über die Behandlungskonzeption (Ziele und Regeln) sowie Abschluss einer Non-Suizid-Vereinbarung. Primäres Ziel während dieser Phase ist neben der Diagnostik die Klärung der gegenwärtigen Notlage und die Motivation der Patientin, sich für eine Behandlung zu entscheiden.

Ein Umfeld schaffen, das funktionales Verhalten verstärkt und dysfunktionales Verhalten löscht

Um Missverständnissen vorzubeugen: Die Motivationsklärung während der Vorbereitungsphase erfordert eine hohe therapeutische Kompetenz und geschulte Therapeuten. Der spätere Therapieverlauf, die Compliance und Sicherheit der Patientin hängen in entscheidendem Maße von der Qualität der Vorbereitungsphase ab. Ein übergreifendes strukturelles Ziel im stationären Bereich ist, eine professionelle Arbeitsatmosphäre zu kreieren. Das heißt in erster Linie, ein Umfeld zu schaffen, das funktionales Verhalten verstärkt und dysfunktionales Verhalten löscht oder negativ sanktioniert. Wir verstehen uns als Dienstleistungssektor, die Patientinnen sind Kundinnen und haben ein Recht auf optimale Behandlung.

Die Regeln der DBT gelten in gleichem Maße für Patientinnen wie für das Team

Die Regeln der DBT gelten in gleichem Maße für Patientinnen wie für das Team. Wir bringen den Patientinnen bei, auch affektiv belastende Situationen nicht zu bewerten, sondern zu beschreiben, d.h. zwischen Beobachtung und Interpretation zu trennen. Daher gilt auch für jedes Teammitglied, auf bewertende Urteile oder Deutungen zu verzichten. Termini wie „agieren", „manipulieren" oder „spalten" werden in der DBT grundsätzlich nicht benützt. Genaue Beobachtungen der Verhaltensebene beinhalten wesentlich mehr Information und schützen vor Machtgefälle. Wann immer möglich, werden strukturelle Entscheidungen für die Patientinnen transparent gemacht oder diese miteinbezogen.

Effektive therapeutische Arbeit mit Borderline-Patientinnen unter stationären Bedingungen fordert einerseits klare Regeln und Strukturen, andererseits ein gewisses Maß an Flexibilität und Anpassung an individuelle Bedingungen. Sogenannte „Spaltungstendenzen", wie sie unter traditionellen Behandlungsbedingungen häufig den Patientinnen unterstellt werden, lassen sich im Spannungsfeld zwischen den Interessen des Pflegepersonals (Vertreter der Strukturen und Regeln) und der Einzeltherapeuten (Vertreter der individuell konzipierten Ausnahmen) erklären. Diese unterschiedlichen Interessen entwickeln sich aufgrund unterschiedlicher Arbeitsweisen. Das Pflegepersonal verbringt sehr viel Zeit mit den Patientinnen und erlebt insbesondere das alltägliche Zusammenleben auf Station: Weigert sich eine Patientin z. B., morgens aufzustehen, so stört dies den Ablauf der ganzen Station, veranlasst Mitpatienten zu Klage oder bringt auch andere auf ähnliche Ideen. Der Einzeltherapeut arbeitet im traditionellen Setting häufig an anderen Problembereichen, die das morgendliche Aufstehen nicht tangieren. Während der Teamsitzung beschwert sich das Pflegepersonal über die Faulheit und die mangelnde Kooperation, während der Einzeltherapeut berichtet, dass die Patientin bei ihm sehr gut kooperiere und gerade die Schwierigkeiten mit ihrem Vater bearbeite. Dies verursache Alpträume, daher sei sie morgens müde und komme nicht aus dem Bett, man müsse das verstehen. Das Pflegepersonal bringt weitere Beobachtungen und „Beweise", wie schwierig die soziale Integration der Patientin sich auf Station gestalte, der Einzeltherapeut fährt fort, „seine" Patientin zu verteidigen. Das Pflegeteam fühlt sich unverstanden, der Einzeltherapeut ebenfalls. Es liegt Streit in der Luft, die Emotionen werden heftig.

Pflegekräfte haben Einsicht in die Abläufe der Therapie; Einzeltherapeut orientiert sich an Teamentscheidungen

Zwei Ansätze helfen, um diesem strukturellen Problem entgegenzuwirken:

1. Das Pflegeteam braucht möglichst viel Information über die intrapsychischen motivationalen Beweggründe der Patientin, am besten aus „erster Hand", also von der Patientin selbst.
2. Der Einzeltherapeut ist gehalten, dysfunktionale Verhaltensmuster auf der Station mit in die Einzeltherapie einzubeziehen.

Umgang mit Krisenverhalten

In der Praxis gestaltet sich der Ablauf etwa wie folgt: Nach schwerwiegendem Krisenverhalten oder Verhaltensmustern, die den Ablauf der Therapie stören (therapieschädigendes Verhalten), nimmt sich die Patientin zwei Stunden Auszeit (time-out). Sie zieht sich auf ihr Zimmer zurück und nimmt an keinerlei Aktivitäten (auch keine Einzelgespräche!) teil. Das Pflegepersonal händigt ein Protokoll zur eigenständigen Verhaltensanalyse aus, die Patientin beschäftigt sich damit. Anschließend informiert die Patientin mindestens vier andere Patientinnen als Mitglieder ihrer Bezugsgruppe und bespricht mit dieser Gruppe ihre Verhaltensanalyse. Die Mitpatientinnen geben Tipps und Ratschläge, wie dieses dysfunktionale Verhalten das nächste Mal mithilfe von Skills geändert werden könnte (Schwerpunkt auf Alternativlösungen). Im Anschluss wird das Pflegepersonal informiert und bespricht mit der Patientin und ihrer kleinen Gruppe die Verhaltensanalyse. Erneut liegt der Schwerpunkt auf alternativen Lösungsmöglichkeiten. Die Patientin wird diese Verhaltensanalyse mit in die nächste Einzeltherapie nehmen und zusammen mit ihrem Therapeuten noch einmal bearbeiten.

In der Anfangsphase sind diese Verhaltensanalysen für die Patientinnen oft schwierig und schambesetzt. Die Unterstützung von „erfahreneren" Mitpatientinnen als „Patinnen" hat sich sehr bewährt. Die Vorteile dieser Verfahrensweise sind offensichtlich und im folgenden Kasten zusammengefasst.

Die Vorteile dieses Vorgehens

- Ungewollte Verstärker nach dysfunktionalem Verhalten sind weitgehend ausgeschlossen.
- Die Patientin lernt, die motivationalen Anteile, die Konsequenzen und Probleme ihres Verhaltens im Selbstmanagement zu verstehen.
- Die Patientin lernt von Mitpatientinnen, dass sie sich in ihrem Verhalten meistens nicht sehr stark von diesen unterscheidet und dass es alternative Lösungsmöglichkeiten gibt.
- Das Pflegepersonal ist über die motivationalen Aspekte der Patientin genauestens informiert.
- Die Patientin lernt sofort alternative Lösungsstrategien kennen und wird diese üben.
- Der Einzeltherapeut ist über die Problemzonen auf der Station informiert und wählt seinen Behandlungsfokus entsprechend der Hierarchisierung der Problembereiche.

4.10.2.2 Hierarchische Gliederung der Behandlungsziele im stationären und teilstationären Setting

Hierarchische Gliederung der Behandlungsziele

1. Aufbau von Überlebensstrategien zur Bewältigung suizidaler Verhaltensmuster.
2. Aufbau von Therapie-Compliance anstelle von therapieschädigenden Verhaltensmustern.
3. Befähigung zur ambulanten Therapie:
   - Aufbau von Fertigkeiten zur Bewältigung von akut krisenerzeugendem Verhalten.
   - Aufbau von Fertigkeiten, um Hospitalisierung und Behandlungsverlängerung zu verhindern.
   - Aufbau von Fertigkeiten, um die Wahrscheinlichkeit einer Wiederaufnahme zu verringern.

1. Aufbau von Überlebensstrategien zur Bewältigung suizidaler Verhaltensmuster

Die vordringlichste Aufgabe im stationären Bereich ist sicherlich, den Patientinnen zu helfen, im ambulanten Bereich ohne schwerwiegendes Krisenverhalten zu überleben und an den entsprechenden Therapieangeboten teilzunehmen. Wann immer suizidale Handlungsimpulse auftreten, sind diese also vorrangig zu behandeln. Die therapeutischen Interventionen orientieren sich an den Vorgaben, wie sie für die ambulante Einzeltherapie geschildert wurden (vgl. Kap. 4.6.2).

Die Bearbeitung suizidaler Krisen im stationären Setting birgt große Vorteile und große Nachteile. Die Vorteile lassen sich weitgehend unter dem Aspekt der Sicherheit zusammenfassen: Natürlich ist einerseits das Risiko, einen Suizidversuch zu unternehmen oder zu vollenden, unter stationären Bedingungen geringer, als wenn die Patientin alleine zu Hause ist. Der Zugang zu Medikamenten oder Waffen ist schwieriger, es gibt Ansprechpartner und Beobachter, die rasch reagieren können. Andererseits besteht die erhebliche Gefahr, durch Aufmerksamkeit, Zuwendung oder auch durch „Einsperren" suizidale Krisen zu verstärken und damit Teufelskreise zu initiieren, die schlecht zu durchbrechen sind und die zu langen Liegezeiten und Hospitalisierung führen.

Den Ausweg aus diesem Dilemma bieten genaue Verhaltensanalysen. Nur so kann man klären, ob die Suizidgedanken unmittelbar an Auslöser gekoppelt sind oder ob sie durch Konsequenzen aufrechterhalten werden. Aktive Hilfestellung bei der Vermeidung der Auslöser bzw. bei der Problemlösung ist in ersterem Fall anzuraten, Entkoppelung von verstärkenden Konsequenzen und dysfunktionalem Verhalten in letzterem.

2. Aufbau von Therapie-Compliance anstelle von therapieschädigenden Verhaltensmustern

Therapiekooperation statt schädigendes Verhalten

Zu den therapiegefährdenden Verhaltensweisen, wie sie auch im ambulanten Setting auftreten können, kommen unter stationären Bedingungen zwei Kategorien hinzu:

a) Verhaltensweisen, die Mitpatientinnen daran hindern, von der Therapie zu profitieren,
b) Verhaltensweisen, die die Grenzen der Institution überschreiten.

Verhaltensweisen, die Mitpatientinnen gefährden. Zunächst sei nochmals darauf hingewiesen, dass entgegen weitverbreiteter Vorurteile Borderline-Patientinnen sich häufig gegenseitig sehr gut verstehen und sich ausgesprochen gut und kompetent unterstützen können. Kommt es zu Schwierigkeiten oder Streitigkeiten, so ist es sicherlich nicht erstes Ziel, diese Konflikte zu vermeiden, sondern die Fähigkeit, mit Konflikten umzugehen, zu verbessern. Die Problemzonen im Umgang mit Mitpatientinnen gliedern sich wieder in zwei Kategorien: (i) Probleme, die aus zu engen und zu dichten Beziehungen entstehen, sowie (ii) Probleme, die aus Streitigkeiten und Feindseligkeiten entstehen.

Gespräche über traumatische Inhalte sollten während des stationären Aufenthaltes unterbleiben

Konkrete Suizidabsichten von Mitpatienten dem Team melden

Zur ersten Kategorie gehören das Erzählen von traumatischen Ereignissen sowie von Inhalten von Flashbacks oder Alpträumen. Da gleichfalls traumatisierte Patientinnen durch diese Inhalte häufig stark labilisiert werden, jedoch oft in den Anfangsphasen häufig Schwierigkeiten haben, sich gegen Erzählungen dieser Art zu verwehren, ist während des stationären Aufenthaltes jede Kommunikation über traumatische Inhalte untersagt. Ein klassischer, weil unauflösbarer Konflikt ergibt sich auch aus der vertrauensvollen Mitteilung: *„Du, ich vertraue dir jetzt an, dass ich mich nach Entlassung töten werde, und ich vertraue auf deine Freundschaft und darauf, dass du dies niemandem mitteilen wirst."* Was immer die ins Vertrauen gezogene Mitpatientin auch unternehmen wird, sie wird von Schuldgefühlen geplagt sein. Die Stationsregel lautet daher: *„Wann immer Sie von einer Patientin erfahren, dass sie konkrete Suizidabsichten mit sich trägt, so sind Sie verpflichtet, dies dem Team zu melden."* Die adäquate Antwort auf diese

Mitteilung wäre also: *„Nachdem du mir dies mitteilst und du weißt, dass ich es melden muss, gehe ich davon aus, dass du genau diese Meldung beabsichtigst."*

Kämpfe um Aufmerksamkeit und Zuwendung durch Therapeuten oder Pflegepersonal

Bisweilen kommt es unter stationären Bedingungen zu Rivalitäten um die „Poleposition" im Schweregrad der Symptomausprägung. Dies kann entweder im Kampf um Aufmerksamkeit und Zuwendung durch Therapeuten oder Pflegepersonal begründet sein oder, was häufig übersehen wird, in der mangelnden Selbstvalidierung der Patientin, d.h. die Patientinnen haben häufig Schwierigkeiten, sich die Validität ihrer Wünsche nach Hilfestellung einzugestehen und bestätigen sich diese Bedürftigkeit auf der Verhaltensebene (z.B. *„Ich bin der letzte Dreck, ich habe gar keine Hilfe und Zuwendung verdient. Wenn ich mich schneide und suizidal verhalte, habe ich wenigstens eine Berechtigung, mir selbst zu glauben, dass es mir schlecht geht"*). In aller Regel ist die Motivation für diese gruppenbedingte Aggravierung von dysfunktionalen Verhaltensmustern den Patientinnen sehr rasch zugänglich und ebenso rasch zu beenden. Aggressive Angriffe gegenüber Mitpatientinnen erleben wir äußerst selten. Häufiger sind Ausgrenzung oder feindselige und kritische Bemerkungen oder das Ausgrenzen aus digital organisierten Gruppen. Hier gilt die Regel: Es gibt keine separaten digitalen Gruppen auf Station. Wenn es diese Gruppen gibt, so ist es strikt verboten, andere Patientinnen abzuwerten. Wenn es Schwierigkeiten gibt, so hat ein Mitglied des Pflegeteams das Recht, die Kommunikation auf den digitalen Medien einzusehen, um die Konflikte zu klären. Zunächst allerdings sollten das Pflegepersonal oder der Einzeltherapeut den betroffenen Patientinnen helfen, dies eigenständig zu klären und sich gegenüber den Zurückweisungen oder Angriffen durchzusetzen. Ist das nicht möglich, so wird dieses Problem in der Basisgruppe (siehe dort) besprochen.

Verhaltensweisen, die die Grenzen der Institution überschreiten. Jede Institution, die psychotherapeutische Behandlung anbietet, organisiert sich in Regeln. Diese dienen primär dazu, den reibungslosen Ablauf zu gewährleisten und komplexe Kommunikationsabläufe zu vereinfachen. In der DBT gilt: „Jede Regel ist dazu da, um Ausnahmen zu begründen." Das heißt, es gilt, eine Balance zwischen rigider Einhaltung der Strukturen und individueller Flexibilität zu wahren. Verhaltensweisen, welche diese Balance stören, können sowohl vom Team als auch vom Patienten sowie auch von den Mitpatienten ausgehen. Je nach Stil des Hauses besteht die primäre Gefahr in zu rigiden und starren Strukturen, die den Patienten auch noch „zu deren Wohl" verkauft werden, oder in zu flexiblen, weichen Strukturen, die wenig Klarheit geben und Gelegenheit zu unnötigen, pseudodemokratischen langfädigen Diskussionen anreichern. Jede Station sollte sich jedoch klare und transparente „Grundregeln" geben. Diese beinhalten den Umgang mit Drogen und Alkohol auf Station, den Umgang mit Fremdaggressivität sowie den Umgang mit suizidaler Kommunikation.

3. Befähigung zur ambulanten Therapie

Aufbau von Fertigkeiten zur Bewältigung von akutem ambulanten Problemverhalten. Die Schlüsselfrage, die sich jeder Mitarbeiter und die Patientin vergegenwärtigen müssen, lautet: „Weshalb wird die Patientin gegenwärtig stationär behandelt und nicht ambulant?" Die Klärung dieser so einfachen Frage ist häufig schwierig und komplex. Sie steht am Beginn jeder stationären Therapie (Stufe I, vgl. auch Kap. 4.10.2.3). Als akutes ambulantes Problemverhalten werden alle Bedingungen beschrieben, die eine effektive ambulante Behandlung derzeit verunmöglichen. Dies kann etwa daran liegen, dass die Patientin in ihrem Umkreis keinen kompetenten Therapeuten findet oder dass der jeweilige Therapeut sich nicht mehr in der Lage sieht, mit ihr weiterzuarbeiten. Bisweilen sind die selbstschädigenden Verhaltensmuster so schwerwiegend (z.B. Blutentnahmen bei niedrigen Hämoglobin-Werten), dass behördliche Auflagen eine stationäre Behandlung erzwingen, manchmal wird das Verhalten der Patientin von ihrer Wohngruppe nicht mehr toleriert. Eine Vielzahl unterschiedlicher Gründe also, die eine Vielzahl unterschiedlichster Lösungen bedingen. Immer aber sollte der primäre Behandlungsfokus so gewählt werden, dass nach Beendigung der Therapie die ambulante Behandlung entweder eingeleitet oder fortgesetzt werden kann.

Aufbau von Fertigkeiten, um Hospitalisierung und Behandlungsverlängerung zu verhindern. Tendenzen, die stationäre Behandlung zu verlängern, sind verständlich und eher die Regel als die Ausnahme. Der stationäre Rahmen bildet für Borderline-Patientinnen (leider) häufig ideale Bedingungen: Professionelle Helfer, die auch auf schwierige interaktionelle Muster nicht mit Beziehungsabbruch drohen, Schutz vor Alleinsein, verständnisvolle Mitpatientinnen, Schutz vor Leistungsanforderungen, häufig die Bestätigung negativer Selbsteinschätzung (z.B. *„Ich bin der letzte Dreck, ich bin anders als alle anderen, ich bin völlig verrückt"*). Gerade weil diese Bedingungen so ideal sind, muss diese Gefahr von Anfang an benannt werden. Die Patientin muss über Lerngesetze, Verstärker und Kontingenzmanagement aufgeklärt werden, um so frühzeitig mit ihr zusammen dieser Tendenz gegenzusteuern. Bisweilen erscheint es sinnvoll, die Behandlung zu verlängern: immer dann und nur dann, wenn die Patientin sich stark bemüht, ihre Entlassung vorzubereiten. Als Beispiele wären Arbeitsbelastungsversuche anzuführen oder die stufenweise Erprobung des nächtlichen Aufenthaltes zu Hause oder in Hotels. Sicherlich kontraindiziert (aber leider sehr häufig) sind Behandlungsverlängerungen, die an eine Verschlechterung der Symptomatik gekoppelt werden.

Verlängerung der Therapie an Therapieerfolge knüpfen

Aufbau von Fertigkeiten, um die Wahrscheinlichkeit einer Wiederaufnahme zu verringern. Wie bereits ausgeführt, liegt die Wahrscheinlichkeit für eine Borderline-Patientin, nach stationärer Behandlung im nächsten Jahr erneut aufgenommen zu werden, im Schnitt bei 80%. Eine Analyse der jeweiligen Umstände, die zu den stationären Aufenthalten geführt haben, gehört daher bereits in die Stufe I der Therapieplanung und sollte die Wahl des Behandlungsfokus spätestens in Stufe III der stationären Behandlung, also während der Vorbereitung auf die Entlassung, prägen.

4.10.2.3 Zeitliche Strukturierung der Behandlung

Stufe I (1. bis 3. Woche)

In den Aufgabenbereich des Einzeltherapeuten während der drei Wochen der ersten Behandlungsstufe fällt zunächst eine *kurze Anamnese.* Da für die sehr umfangreichen Aufgaben während dieser gesamten Stufe lediglich sechs Einzeltherapiestunden zur Verfügung stehen, sollten wirklich nur die Kerndaten erhoben werden. Die sogenannte „Lebenslinie" ist hierfür ein sinnvolles Instrument.

Mithilfe des in Kapitel 3 bereits erwähnten „Interviews zu schwerwiegenden Störungen der Verhaltenskontrolle (SBDI)" können Sie sich einen raschen Überblick über die Charakteristika, die Häufigkeit und die Methodik von gefährlichem Problemverhalten ihrer Patientin erarbeiten. Liegt der letzte lebensgefährliche Suizidversuch innerhalb der letzten sechs Monate, so sollte *eine detaillierte Verhaltensanalyse des letzten Suizidversuches* erhoben werden. Der Schwerpunkt liegt dabei auf den Auslösern und Frühwarnzeichen. Es ist wichtig, die Patientin darüber aufzuklären, dass sich suizidale Muster wiederholen, dass sie sich also melden sollte, wenn sie in ähnliche Umstände gerät, wie dies beim letzten Suizidversuch der Fall war. Diese Verhaltensanalyse sollte schriftlich ausgearbeitet werden und für das Team zugänglich hinterlegt werden.

Verhaltensanalyse des letzten Suizidversuches

Auch den Verhaltensmustern von *vorangegangenen Therapieabbrüchen* wird Zeit und Aufmerksamkeit gewidmet und sie werden für das Team transparent gehalten. Die Abbruchquote unter diesen Bedingungen liegt auf DBT-Stationen unter 10 %.

Während dieser ersten drei bis vier Wochen nimmt die Patientin an der Basis-, der Bezugs- sowie der Achtsamkeitsgruppe teil (vgl. Kap. 4.10.2.4). Diese Gruppen sind weiter unten beschrieben. In größeren DBT-Stationen hat es sich auch aus ökonomischen Gründen bewährt, für die ersten drei Wochen eine „Willkommensgruppe" zu implementieren, in welcher die wichtigsten Themen der ersten Therapiestufe in der Gruppe bearbeitet werden können.

In der „Willkommensgruppe" können wichtige Inhalte in einer kleinen Gruppe vermittelt werden

Willkommensgruppe („Beginners-group"). Ziel dieser Gruppe ist es, den Einstieg in die Therapie so einfach und informativ wie möglich zu gestalten. Dies erfordert natürlich eine gewisse Mindestanzahl an Teilnehmern (also 12 DBT-Betten). Die Themen können von Pflegekräften bearbeitet werden (z. B. „Stationsregeln und Überblick"; „Individuelle Werte und Ziele"; „Einführung in die Achtsamkeit"; „Stresstoleranz-Skills").

Analyse des zentralen Problemverhaltens

Behandlungsplanung. Im Zentrum der therapeutischen Arbeit während der Stufe I steht die Analyse derjenigen *Verhaltensmuster, die eine ambulante Therapie gegenwärtig verhindern.* Da von dieser Analyse die weitere Therapieplanung und damit der Behandlungserfolg abhängen, sollte sich der Therapeut mindestens drei bis vier Stunden Zeit nehmen. Diese Verhaltens- und Bedingungsanalyse sollte für die Patientin vollkommen klar und transparent sein. Im Idealfall wird die Patientin diese Verhaltens- und Bedingungsanalyse zusammen mit ihrem Therapeuten nach drei Wochen dem Team vorstellen (siehe unten „Teamvorstellung").

Beispiel

Angenommen, die Patientin gibt an, soziales Engagement sei ein wichtiger Wert für sie, und sie würde gerne Kindergärtnerin werden. Sie habe auch schon einmal ein Praktikum absolviert, hätte dieses aber abbrechen müssen, weil sie wegen mehrerer Schädelverletzungen zu häufig gefehlt hätte. Ihr ambulanter Therapeut wäre sehr beängstigt und besorgt und hätte sie wegen chronischer „Suizidgefahr" auf eine geschlossene Station eingewiesen.

Der Einzeltherapeut erarbeitet nun Verhaltens- und Bedingungsanalysen dieser Schädelverletzungen und klärt dabei folgende Fragen: Ist das jeweils *definierte Problemverhalten* (z. B. explosive Durchbrüche mit Schädelverletzungen)

a) durch eine Vielzahl *unspezifischer Umgebungsbedingungen* bedingt (Schlafstörungen, Migräne, Menstruationsbeschwerden, Ärger mit dem Partner etc.)?

b) an *situative Auslöser* gekoppelt (Kränkungen durch den Partner oder Angst, im Praktikum zu versagen etc.)?
c) Wird das definierte Problemverhalten durch *spezifische kognitive* oder *emotionale Schemata* („Ich muss alle Kinder retten", „Ich bin verantwortlich, wenn es einem Kind schlecht geht", „Traurige Kinder lösen enorme Wut aus" etc.)
d) oder durch die *Folgen* aufrechterhalten (z. B. Zuwendung und Besorgnis des Partners, Abnahme der inneren Spannung, Kopfschmerzen)?

Grundsätzlich sind diese Fragen nicht leicht zu beantworten, weil häufig viele Faktoren ineinandergreifen. Dennoch hilft dieses Schema als grobe Orientierung: Am einfachsten und effektivsten zu behandeln sind in aller Regel Problembereiche, die an *situative Auslöser* gekoppelt sind. Daher sollte dieser Bereich genau untersucht und gegebenenfalls als primärer Behandlungsfokus gewählt werden. Als Methodik bieten sich zumeist die Problemlösung oder Expositionstechniken an.

Im nächsten Schritt sollte der Fokus auf den Bereich der Konsequenzen gerichtet werden. Kontingenzmanagement führt nach kurzfristiger Aggravierung der Problematik (Vorsicht bei Suizidalität) zu rascher und meist wirkungsvoller Veränderung des Problemverhaltens.

Langwierig, schwierig und destabilisierend sind Behandlungen, die auf eine Veränderung der internalisierten Pläne oder Schemata zielen. Auch wenn sich die meisten Therapeuten rasch auf dieses Thema stürzen, so sollten doch zunächst alle anderen Interventionsebenen überprüft worden sein. In aller Regel gehört die Arbeit an den individuellen Schemata in den Aufgabenbereich der ambulanten Therapie.

Zeigen sich viele unspezifische Problemzonen, so sollten einige wenige herausgegriffen werden und noch einmal einer detaillierten Verhaltensanalyse unterzogen werden, bevor ihre jeweilige Bedeutung hierarchisiert wird.

Konkrete Ziele im Zentrum der Behandlungsplanung, um unter ambulanten Bedingungen voranzukommen

Teamvorstellung. Die Teamvorstellung dauert etwa 30 Minuten und ist die Voraussetzung zum Erreichen der Stufe II, also der eigentlichen auf Veränderung zielenden Therapiestufe. Die Patientin entwickelt zusammen mit allen an der Behandlung Beteiligten ihre weitere Therapieplanung: Sie skizziert kurz ihre wichtigsten Werte und Ziele; schildert, was sie gegenwärtig daran hindert, diese umzusetzen, und wie die nächsten Schritte auf dem „Neuen Weg" aussehen sollten. Im Zentrum der Behandlungsplanung stehen also konkrete, umsetzbare Ziele, die die Patientin befähigen, unter ambulanten Bedingungen weitere Schritte zu gehen. Dieses Verfahren hat sich bewährt, da Therapeut und Patientin motiviert werden, rasch einen konkreten Behandlungsplan zu entwickeln. Gelingt es den beiden nicht, das Team von der Stimmigkeit ihrer Analyse zu überzeugen, so werden sie wohlwollend gebeten, die Vorstellung zu wiederholen. Da diese Korrektur in der Regel für beide Beteiligten aversiv ist, kann bei der zweiten Vorstellung mit erheblichen Verbesserungen gerechnet werden. Ein weiterer Vorteil dieses Verfahrens ist die maximale Transparenz der Behandlungsplanung und die Entmystifizierung der Teamsitzung. Die Patientin formuliert jetzt selbst ihre zwei vorrangigen Behandlungsziele und trägt in ihrem Therapiepass Woche für Woche die erreichten Veränderungen ein.

Stufe II (4. bis 9. Woche)

Die gewünschten Veränderungsprozesse während der zweiten Behandlungsstufe basieren auf der beschriebenen Behandlungsplanung und gestalten sich in einem Zusammenwirken unterschiedlicher Module (vgl. Kap. 4.10.2.4).

Stufe III (10. bis 12. Woche)

Aktive Entlassungsplanung

Während der letzten drei Wochen sollten die Vorbereitung auf die Entlassung sowie die ambulante Weiterbehandlung im Zentrum stehen. Hierzu gehören:

1. Persönlicher Kontakt mit dem Weiterbehandler (der Patientin lediglich eine Liste mit niedergelassenen Psychotherapeuten auszuhändigen, wird auch durch ein begleitendes ermutigendes Schulterklopfen nicht effektiv).
2. Mindestens zwei Probeübernachtungen (das Alleine-Übernachten will geübt sein).
3. Gespräch mit dem Mitbewohner (Familie, Partner, Peer).
4. Klärung der beruflichen Weiterentwicklung.
5. Klärung der Umsetzung des Gelernten im ambulanten Setting (poststationäre Therapieaufgaben).
6. Klärung des Follow-up-Gespräches (es sollte mindestens ein Follow-up-Gespräch stattfinden; geht auch telemedizinisch).

4.10.2.4 Die stationären Behandlungsmodule

Bezugsgruppe

Die Bezugsgruppe organisiert den Stationsalltag, bestimmt die „Paten“ und organisiert Verhaltensanalysen

Die Gesamtheit aller Borderline-Patientinnen auf der Station wird als Bezugsgruppe definiert. Die Patientinnen treffen sich zweimal wöchentlich ohne Therapeuten. Diese Gruppe wählt die jeweiligen „Paten“, d.h. die Ansprechpartner für „frisch aufgenommene Patientinnen“, aus und schlägt die Ausgangsregelungen vor (aus juristischen Gründen muss der Stationsarzt die Verantwortung übernehmen, er sollte sich jedoch der Bezugsgruppe gegenüber rechtfertigen, wenn er deren Entscheidungen nicht nachvollzieht). Weiterhin bespricht die Bezugsgruppe Verhaltensanalysen der jeweiligen Patientinnen, kann strukturelle Veränderungen im Therapieprogramm vorschlagen und Änderungen der Stationsregeln beantragen.

Die Bedeutung dieser Gruppe kann gar nicht hoch genug eingeschätzt werden. Die Daten zum Therapieverlauf zeigen eine klare Korrelation zwischen guten Therapieergebnissen und funktionierenden Bezugsgruppen. Die hierarchischen und häufig demütigenden Strukturen innerhalb psychiatrischer/psychotherapeutischer Abteilungen kann durch diese Gruppe etwas ausbalanciert werden, das Selbstmanagement der Patientinnen wird verbessert, sie lernen, Verantwortung zu übernehmen und sich abzugrenzen, und – dies ist vielleicht der wichtigste Aspekt – diese Gruppe trägt dazu bei, die Therapie ständig zu verbessern.

Die „Regeln“ der Bezugsgruppe wurden von Patientinnen ausgearbeitet und haben sich auch im ambulanten Bereich für Selbsthilfegruppen bewährt. Gibt es interaktionelle Schwierigkeiten in der Gruppe, so kann die *Basisgruppe* (siehe unten) genutzt werden, um die Problematik zu klären. Häufig hilft aber schon, wenn die Patientinnen sich gemeinsam Videoaufnahmen ihrer Bezugsgruppensitzungen ansehen, dysfunktionale Verhaltensmuster erkennen und an Verstärkerplänen für Veränderungen arbeiten.

Stationäre Einzeltherapie

Beziehung im stationären Setting = intensive Arbeitsbeziehung auf kurze Zeit

Die therapeutische Beziehung im stationären Setting definiert sich als eine intensive Arbeitsbeziehung auf kurze Zeit. Noch ausgeprägter als unter ambulanten Bedingungen versteht sich der stationär arbeitende Einzeltherapeut als Coach: Er hilft der Patientin, die Ressourcen des stationären Settings maximal zu nützen. Die therapeutischen Wirkfaktoren sind auf viele Module verteilt, der Einzeltherapeut hält die Fäden zusammen. Es ist sorgsam darauf zu achten, dass die Beziehung nicht zu intensiv wird, von Anfang an ist immer wieder die zeitliche Limitierung der Beziehung ins Spiel zu bringen.

> **Beispiel**
>
> *Pat.:* „... Endlich fühle ich mich von jemandem verstanden."
>
> *Th.:* „... das freut mich, andererseits macht mir das auch ein bisschen Bauchweh, wenn ich daran denke, dass Sie mit diesem so verständigen Therapeuten nur noch sechs Wochen zusammenarbeiten ..."

Therapeut bezieht eine dialektische Position: als Vertreter der Realität und als Ratgeber für die Patientin

Treten Spannungen oder Schwierigkeiten auf der Station auf, so bezieht der Therapeut eine dialektische Position – als Vertreter der Realität und als Ratgeber für die Patientin:

> O.k., ich sehe, Sie haben Schwierigkeiten, in die Morgensportgruppe zu gehen. Das sind leider klare Regeln, die ich nicht ändern kann. Wie kann ich Ihnen helfen, mit dieser Anforderung umzugehen?

Gegen Ende des stationären Aufenthaltes haben Patientin und Einzeltherapeut eine besonders kritische Phase zu bewältigen. Die latente Angst, verlassen zu werden, manifestiert sich häufig in der konkreten Angst, nach Hause zu gehen, alleine zu übernachten, den Arbeitsplatz wieder aufzusuchen usw. Die Patientinnen reagieren unterschiedlich. Das Spektrum reicht von der völligen Ausblendung und Verleugnung der Abschiedsproblematik bis hin zu heftigen emotionalen Reaktionen mit aufflackernden Suizidgedanken. Um die schwierige Balance zwischen Unterstützung bei der Problembewältigung und Vermeidung von Verstärkung dysfunktionalen Verhaltens zu bewältigen, ist der Therapeut, gerade wenn er etwas unerfahren ist, auf die Unterstützung des Teams angewiesen. Flexibilität ist nötig, um eine kurzfristige, schnelle Unterstützung bei schwierigen, funktionalen Schritten (evtl. nächtliche Telefonanrufe, wenn die Patientin allein übernachtet) zu gewähren und die Stunden zu kürzen oder ganz zu streichen, wenn Rückzugstendenzen und Vermeidungsverhalten auftreten.

Skills-Training

Im Unterschied zur ambulanten Therapie, während derer die Patientinnen über den Zeitraum von sechs Monaten an einem Fertigkeiten-Training teilnehmen, das konsekutiv in Module gegliedert ist, sollte die kurze Zeit während des stationären Aufenthaltes genutzt werden, *um einige wenige, dafür sehr spezifische Fertigkeiten* zu vermitteln. Die Auswahl dieser Fertigkeiten ergibt sich aus den erstellten Verhaltensanalysen der Hauptproblembereiche. Die Patientinnen werden angehalten, sich die Grundlagen des Fertigkeiten-Trainings im Selbstmanagement mithilfe der CD-ROM (Bohus & Wolf, 2012) anzueignen. Es liegt dann *im Aufgabenfeld des Einzeltherapeuten,* der Patientin zu erklären, welche Fertigkeiten spezifisch für sie geeignet sind, um rasche Veränderungen zu erzielen. Die Patientin wiederum sollte dafür sorgen, dass sie diese Fertigkeiten beim Skills-Trainer erlernt. Das Pflegepersonal ist für die Unterstützung beim Erlernen und Trainieren der Fertigkeiten verantwortlich. Die Patientin protokolliert die jeweiligen Aufgaben und Übungen.

Im stationären Skills-Training nur wenige, sehr spezifische Skills vermitteln

Pflegeteam

Um es vorwegzunehmen: Die Mitarbeiterinnen und Mitarbeiter des psychiatrisch/psychotherapeutischen Pflegedienstes sind neben den Patientinnen sicherlich die Gruppe, welche am meisten zur Effektivität einer stationären Behandlung beiträgt. Daher können sie auch am meisten Fehler machen und sind am stärksten emotional belastet.

Die Grundhaltung. Die Patientin ist eine mündige Partnerin mit einem spezifischen Problem. Die Pflegekraft ist Expertin und finanziert ihren Lebensunterhalt, indem sie die Patientin darin unterstützt, Veränderungsprozesse in die Wege zu leiten. Im Idealfall *balanciert auch das Pflegepersonal* zwischen wohlwollend unterstützender und fordernder Haltung, zwischen Drängen auf Veränderung und Hilfe bei der Akzeptanz von Leid, zwischen Vermittlung von Kompetenz und Akzeptanz von Bedürftigkeit. Je nach professioneller Ausrichtung droht dieser Balance aus unterschiedlichen Gründen Gefahr: *Psychiatrisches* Pflegepersonal, das im Umgang mit schweren Depressionen und Erkrankungen aus dem schizophrenen Spektrum geschult ist, tendiert dazu, Borderline-Patientinnen als zu fragil zu behandeln. Die Kompetenz und willensgesteuerte Handlungsfähigkeit der Patientinnen werden dabei latent unterschätzt. (Es ist ein erheblicher Unterschied zwischen depressionsbedingt anflutenden Suizidimpulsen und Suizidgedanken von Borderline-Patientinnen, die diese in der Regel als Problemlösungsversuche einsetzen!) Pflegerische Interventionen wie engmaschige Kontrollen und Kontaktaufnahme sind im Umgang mit Psychotikern, deren willensgesteuerte Handlungsentwürfe krankheitsbedingt gestört sind, notwendig und berechtigt. Bei Patientinnen mit einer Borderline-Störung kann dies ungewollt zur Verstärkung von dysfunktionalem Verhalten führen. Die Folge ist eine starke *Tendenz zur Hospitalisierung.* Umgekehrt tendiert *psychosomatisch* geschultes Pflegepersonal eher dazu, die Kompetenz der Borderline-Patientinnen zu überschätzen. Der lange Weg zwischen dem Entschluss, ein Verhalten zu ändern und der Fähigkeit, dies auch tatsächlich zu tun, wird verkannt, mangelnde Fähigkeiten, Scham oder Angst werden als motivationales Problem oder gar verdeckte feindselige Impulse gesehen. Die Folge ist eine hohe *Tendenz zu Therapieabbrüchen.* Es hat sich jedoch gezeigt, dass die zunehmende Professionalität es erleichtert, diese Balancen zu finden.

Auch das Pflegepersonal balanciert zwischen unterstützender und fordernder Haltung

Ein oder zwei Bezugspflegekräfte einer Patientin zuzuordnen, hat sich bewährt

Aufgabenbereiche des Pflegepersonals. Es hat sich bewährt, jeweils ein oder zwei Bezugspflegekräfte einer Patientin zuzuordnen. Diese sind Hauptansprechpartner für den Einzeltherapeuten und die Patientin. Für Urlaubsvertretung sollte rechtzeitig gesorgt werden. Diese Bezugspflegekräfte vereinbaren klar *strukturierte Kontakte:* ein- bis zweimal pro Woche über einen Zeitraum von 30 bis 45 Minuten. In *Behandlungsstufe I* erfährt die Patientin während dieser Kontakte primär die Stationsregeln, die biopsychosoziale Theorie, Hilfestellungen bei der Orientierung hinsichtlich Behandlungsplanung und Zielsetzung sowie die wichtigsten Skills zur Stresstoleranz. Wenn die Patientin Schwierigkeiten bei den Hausaufgaben aus der Einzeltherapie hat, so erhält sie hierbei Hilfestellung. Die zentrale Aufgabe des Pflegepersonals während *Stufe II* liegt darin, Skills zu vermitteln. Dazu werden zwei unterschiedliche Möglichkeiten genutzt: die *regulären Termine* sowie *Krisen.* Das Pflegepersonal erkundigt sich also regelmäßig:

Die zentrale Aufgabe des Pflegepersonals: Skills vermitteln

Welche Skills haben Sie von Ihrem Skills-Trainer diese Woche gelernt? Welche Übungen hat er empfohlen, kommen Sie damit zurecht oder benötigen Sie Unterstützung? Ist Ihnen klar geworden, was eigentlich gemeint ist oder darf ich Ihnen das noch einmal erklären? Ich habe auch ein bisschen gebraucht, bis ich es verstanden habe …

Die Vermittlung von Fertigkeiten („Schleife") verläuft also wie folgt:

- *Einzeltherapeut:* Verhaltensanalyse → Welche Fertigkeiten müssen gelernt werden (z. B. adäquate Kommunikation von Wut und Ärger)?
- *Skills-Trainer:* Was hat Ihnen der Einzeltherapeut aufgetragen (z. B. Wahrnehmung und Modulation von Gefühlen)?
- *Pflegepersonal:* Was hat Ihnen Ihr Skills-Trainer aufgetragen (Emotionsprotokolle ausfüllen, die Körpersignale von Wut und Ärger kennenlernen und akzeptieren etc.)?
- *Einzeltherapeut:* Hatten Sie Erfolge mit Ihren Übungen? Wie können Sie anfangen, diese im Alltag zu integrieren? Gab es eine Situation in dieser Woche, in der Sie darauf zurückgreifen konnten?

Krisen nutzen, um die konkrete Anwendung von Skills zu vermitteln und Problemlösekompetenz zu verbessern

Die *zweite Möglichkeit,* Skills zu vermitteln oder zu vertiefen, stellen *Krisen* dar. Die Patientinnen lernen vom ersten Tag an, ihre „innere Anspannung" auf einer Skala von 10 bis 100 einzuschätzen (vgl. Spannungskurve im Anhang, S. 118). Als subjektive „Eichung" gilt, dass ab einem Level von 70 keine klaren Gedanken mehr möglich sind, dass alles Denken nur noch um die möglichst rasche Beendigung der Anspannung kreist. Ab einem Level von 70 sind in erster Linie Skills zur Stresstoleranz indiziert, um anschließend die auslösenden Bedingungen zu verstehen und die emotionale Reaktion zu klären. Die Patientinnen werden ermutigt, sich im Falle einer „Krise", also wenn sie noch nicht oder nicht mehr in der Lage sind, eigenständig Skills anzuwenden, an das aktive Pflegepersonal zu wenden.

Ein weiterer wichtiger Aufgabenbereich des Pflegepersonals liegt in der Aufarbeitung von Verhaltensanalysen.

Während der *dritten Behandlungsstufe* ist die Pflege aktiv in die Vorbereitung der Entlassung einbezogen. Dies umfasst unter anderem kurze, tägliche Kontakte nach den

Arbeitsbelastungsversuchen, telefonische Unterstützung während des Übernachtungstrainings und Expositionstraining bei agoraphobischen oder sozialphobischen Problemen.

Bereits diese kurzen Ausführungen lassen erahnen, dass beträchtliche fachliche Kompetenz erworben werden muss, um diese Aufgaben zu bewältigen. Der erste Schritt bei der Implementierung eines störungsspezifischen Settings ist daher immer das Training des Pflegepersonals.

Störungsspezifisches Training des Pflegepersonals

Basisgruppe

Inhalt dieser themenzentrierten, offenen Gruppe ist einerseits die Vermittlung von störungsspezifischem Wissen, andererseits die Klärung oder Verbesserung von strukturellen Belangen sowie von interaktionellen Phänomenen innerhalb der Bezugsgruppe.

Die Basisgruppe ist eine offene, themenzentrierte psychoedukative Gruppe

Getreu dem verhaltensmedizinischen Credo: „Die Patientin soll zur Spezialistin ihres Störungsbildes ausgebildet werden", werden folgende Leitfragen geklärt:

- Was versteht man unter einer Borderline-Störung? (Symptomatik)
- Welche ätiologischen Modelle gibt es? (Biopsychosoziale Theorie)
- Was versteht man unter kognitiven/emotionalen Schemata?
- Was versteht man unter Dissoziation?
- Was versteht man unter Halluzinationen und Pseudohalluzinationen?
- Wie funktioniert Affektregulation?
- Welche pharmakologischen Möglichkeiten gibt es derzeit?
- Wie entwickeln sich Veränderungsprozesse? (Lerntheorie)
- Wie erkenne ich, ob eine Psychotherapie wirkt?
- Welche Möglichkeiten und Grenzen bietet die Traumatherapie?
- Wie vermittle ich meinem Partner/meiner Partnerin meine Problematik?
- Wie helfe ich meinem Therapeuten, gute Therapie zu machen?

Wie aus diesem Fragenkatalog ersichtlich wird, geht es primär um die Vermittlung von störungsspezifischem Wissen. Aus didaktischen Gründen sollte die jeweilige Thematik am persönlichen Erfahrungsschatz der Teilnehmer anknüpfen, generelle Aspekte und individuelle Besonderheiten sollten dabei herausgearbeitet werden. Auch hier gelten die generellen Regeln für Borderline-Gruppen: Der Therapeut führt, d.h., er arbeitet aktiv, befragt die Teilnehmer nach ihrer Meinung, ermuntert und aktiviert die Schweigsamen und bremst die zu aktiven Teilnehmer. Und dass Spaß und Humor einer erfolgreichen Therapie abträglich sein könnten – dafür liegen bislang keine wissenschaftlich gesicherten Ergebnisse vor. Die klassischen Gesetze der tiefenpsychologisch orientierten Gruppenführung (die Gruppe balanciert sich selbst) jedoch greifen bei dieser Klientel sicherlich zu kurz. Es ist immer damit zu rechnen, dass Teilnehmer themenabhängig unter starke Anspannung geraten oder dissoziieren – eine ausgezeichnete Gelegenheit, kurz Skills zu vermitteln oder üben zu lassen. Zu Beginn und am Ende helfen kurze Achtsamkeitsübungen, die Aufmerksamkeit zu fokussieren oder aktivierte emotionale Prozesse zu modulieren.

Körpertherapie

Körpertherapie ist integraler Bestandteil der Behandlung

Gerade stationäre Behandlungen bieten die einmalige Gelegenheit, direkt auf die Verbesserung der Körperwahrnehmung zu zielen und körperliche Aspekte der Emotionsregulation oder Selbstbehauptung zu trainieren. Das Konzept umfasst drei Dimensionen:

1. Verbesserung der Körperwahrnehmung und -akzeptanz,
2. Vermittlung von „Körper-Skills" zur Spannungsregulation,
3. Akzeptanz und Nutzung von Aggression.

Strukturelle Bedingungen und Beziehungsgestaltung. Das Modul Körpertherapie beginnt immer im Einzelmodus. Da wir voraussetzen, dass die meisten Patientinnen mit einer Borderline-Störung traumatische Erfahrungen im Umgang mit anderen mit ihrem Körper gemacht haben, gilt als oberste Regel, dass die Patientin unter allen Umständen die Kontrolle über sämtliche Prozesse behält. Jede einzelne Übung muss zunächst erklärt und es muss das Einverständnis der Patientin eingeholt werden. Da Borderline-Patientinnen unter starker innerer Spannung häufig nicht sprechen *können*, müssen von Beginn an *nonverbale Stopp-Signale* vereinbart und vielfach geübt werden. Zudem wird vereinbart, dass bei jedem Stopp-Signal die Übung sofort unterbrochen wird, die Patientin jedoch im Raum und damit beim Therapeuten verbleibt, bis das Problem geregelt ist. Es ist also nicht erlaubt, die Therapiestunde eigenmächtig abzubrechen. Rückmeldungen über die eigene Befindlichkeit oder die Auswirkungen der jeweiligen Übungen sowie eigene Wünsche sollten so rasch wie irgendwie möglich erfolgen. Die Körpertherapeuten sind selbstverständlich in das therapeutische Team integriert und orientieren sich inhaltlich am Behandlungsfokus, wie er vom Einzeltherapeuten entwickelt wird. Die Übungen und „Hausaufgaben" aus der Körpertherapie werden vom Pflegepersonal unterstützt.

Die Teamsitzung

In der wöchentlichen Teamsitzung treffen sich alle Mitarbeiter des therapeutischen Teams. Da es sich also um eine äußerst personal- und damit kostenintensive Veranstaltung handelt, ist es nötig, die Zeit knapp zu halten und Informationen auf relativ hohem Abstraktionsniveau zu vermitteln. Ein Zeitbudget von 10 bis 15 Minuten pro Patientin sollte nicht überschritten werden.

Aufgabenbereiche

- Vorstellung der Behandlungsziele und Behandlungsplanung gemeinsam mit der Patientin.
- Gemeinsame Steuerung des Therapieverlaufes.
- Koordination der Module.
- Inhaltliche und emotionale Unterstützung der Therapeuten.

4.11 Arbeit mit Partnern und Angehörigen

Nicht nur für die Betroffenen, auch für die Partner und Angehörigen von Borderline-Patientinnen ist das Leben oft nur schwer zu ertragen: Sie müssen mit Angst vor Selbstverletzungen und Suizidversuchen, emotionalen Durchbrüchen, depressiver Verzweiflung und permanenten Schwankungen zwischen dem Bedürfnis nach Nähe und Distanz umgehen. Es ist daher nicht verwunderlich, dass etwa die Hälfte der Angehörigen unter einer störungsbedingten PTBS leidet. Angehörige von Borderline-Patientinnen benötigen dringend Unterstützung. Es gibt mittlerweile einige gut ausgearbeitete Konzepte für die DBT-basierte Arbeit mit Angehörigen, die als psychoedukative Trainingsgruppen angeboten werden. Die Inhalte gliedern sich wie folgt:

Angehörige benötigen dringend Unterstützung

Psychoedukation: Herausforderungen der Adoleszenz; Natur von Konflikten; Umgang mit Konflikten; Borderline-Persönlichkeitsstörung und deren Ursachen; grundlegende Formen des emotionalen Lernens.

Individuelle Fertigkeiten: Achtsamkeit; Umgang mit Stress; Umgang mit eigenen Gefühlen. Ziel ist, die persönlichen Fertigkeiten der Angehörigen zu verbessern, damit es ihnen möglich ist, sich selbst besser zu regulieren und sie lernen, mit unangenehmen Gedanken, Gefühlen und Erlebnissen besser klarzukommen.

Ziel der Angehörigengruppen ist primär, ihre persönlichen Fertigkeiten zu verbessern

Familien-/Beziehungsfertigkeiten: Achtsamkeit in Beziehungen; den Mittelweg finden/ Dialektik; Validierung; Verhalten ändern. Die Angehörigen erlernen Fertigkeiten, die ihr familiäres Zusammenleben und die Lebensqualität ihrer Familie verbessern.

4.12 DBT-Peer-Coaches

Peer-Coaches sind ehemalige Borderline-Patientinnen, die sich einer curricularen, vom DDBT zertifizierten Ausbildung unterzogen haben. Ziel ist, akut erkrankte Patientinnen zu unterstützen, ihren Weg in eine erfolgreiche Psychotherapie zu finden. Wir haben am ZI Mannheim im Rahmen eines Modell-Projektes ausgezeichnete Erfahrungen damit gemacht, einen Peer-Coach mit einer festen Stelle im DBT-Team zu integrieren (Kontakt: Borderline-Trialog, Nürnberg, www.borderlinetrialog.de).

Ausblick

Die DBT versteht sich als „Psychotherapeutische Werkstatt“, als ein Modell zur praxisorientierten Interaktion neurobiologischer Grundlagenforschung, Sozialwissenschaften, Kognitiv-Behavioraler Therapie und Zen. Veränderungsprozesse der therapeutischen Praxis sind daher eher die Regel als die Ausnahme. In den letzten Jahren wurden zahlreiche Adaptationen an andere Störungsbilder (Komplexe PTBS, Essstörungen, Drogen- und Alkoholabhängigkeit), Patientengruppen (Adoleszente) und Settings (Forensik, stationärer und teilstationärer Bereich) entwickelt und deren Wirksamkeit empirisch überprüft. Und dennoch... um mit einem Zitat von Marsha Linehan zu schließen: „DBT may be the best therapy currently available for borderline patients but it is far from being good.“

5 Alternative und andere evidenzbasierte Behandlungen

5.1 Datenlage

Verschiedene alternative Behandlungsvorschläge

Eine aktuelle Übersicht der derzeitigen Datenlage zu psychotherapeutischen Verfahren unter Berücksichtigung neuerer Befunde liefert das Cochrane-Review der Arbeitsgruppe von Lieb und Kollegen (Stoffers et al., 2012). Nach diesem Review kann derzeit nur für die DBT von der Evidenzstufe Ia (spezifisch wirksam) ausgegangen werden, da aufgrund der mit Abstand umfangreichsten Studienlage nur für dieses Verfahren eine metaanalytische Betrachtung vorliegt. Die Wirksamkeit der DBT wurde mittlerweile in 14 kontrolliert randomisierten Studien von unabhängigen Forschergruppen evaluiert. In der Metaanalyse wurden zusätzlich acht weitere unkontrollierte Studien eingeschlossen. Bei einer durchschnittlichen Abbrecherquote von 27 % ergaben sich in den Intention-to-Treat-Analysen mittlere Effektstärken für globale Veränderungen und für die Reduktion von Suizidalität und Selbstverletzungen. Im stationären Setting lassen sich durch ein dreimonatiges DBT-Intensivprogramm in Abhängigkeit von den Einschlusskriterien (u. a. schwere Formen von Essstörungen bzw. Substanzabhängigkeit) mittlere bis hohe Effektstärken in der SCL-90 ($d = 0{,}54$ bzw. $0{,}84$) erzielen (Bohus et al., 2004). Aussagekräftig ist auch die derzeit einzige Analyse zur Remission von komorbiden Achse-I-Störungen unter DBT (Harned et al., 2008). Nach einem Jahr ambulanter DBT zeigen sich folgende Remissionsraten: für komorbide Depression 60 %, für Panikstörung 40 %, für Substanzmissbrauch 80 % und für Essstörung 60 %. Lediglich die PTBS zeigt mit Remissionsraten von knapp 30 % unzureichende Resultate, was auf die Indikation für eine Zusatzbehandlung hinweist.

Für die Mentalisierungsbasierte Therapie (MBT) nach Bateman und Fonagy kann ebenfalls von „Wirksamkeit" ausgegangen werden, für Schematherapie (ST) nach Young und Übertragungsfokussierte Psychotherapie (TFP) nach Kernberg sowie weitere Methoden von „möglicher Wirksamkeit". Diese Einschätzung bestätigt auch die jüngste Metaanalyse (Cristea et al., 2017), die 33 kontrolliert randomisierte Studien einschließt und keinen Wirksamkeitsnachweis für ST und TFP findet. Einen Sonderstatus nimmt das von J. Gunderson ursprünglich als Kontrollguppen-Manual entwickelte „Good Psychiatric Management (GPM)" ein (Gunderson, 2014). Dieses sehr klare und einfach strukturierte Konzept erwies sich bislang in einer kontrolliert randomisierten Studie als gleichwertig mit DBT.

Für den *stationären Bereich* liegen nur für die DBT belastbare wissenschaftliche Wirksamkeitsnachweise vor: Unsere Arbeitsgruppe entwickelte bereits 1998 ein modular konzipiertes störungsspezifisches stationäres Behandlungsprogramm und evaluierte dieses im Rahmen einer kontrollierten Studie. Es fanden sich große Effektstärken in allen relevanten psychopathologischen Dimensionen, die auch ein Jahr nach Entlassung stabil blieben (Bohus et al., 2004; Fassbinder et al., 2007; Kleindienst et al., 2008). Diese Behandlungsergebnisse wurden mittlerweile mehrmals, auch im tagesklinischen Setting repliziert. Anpassungen an die spezifischen Erfordernisse erfolgten für die Behandlung von Adoleszenten (von Auer et al., 2015; Mehlum et al., 2016), für komorbide Suchterkrankungen, Essstörungen (Salbach et al., 2007) und PTBS (Bohus et al., 2018). Die DBT-PTSD wurde im Rahmen von zwei kontrolliert-randomisierten Studien evaluiert und zeigte große Effektstärken im Bereich der Borderline- und PTBS-Symptomatik, die auch ein Jahr nach der Behandlung persistierten (Bohus et al., 2013) (vgl. Kap. 4.5.4.1).

Da MBT und ST Wirksamkeitsnachweise vorlegen und zudem in Deutschland etabliert sind, sollen im Folgenden diese beiden Behandlungsformen kurz skizziert werden (vgl. Kap. 5.2 und Kap. 5.3).

5.2 Mentalisierungsbasierte Therapie (MBT) nach Bateman und Fonagy

Mentalisierung steht für die Fähigkeit, das eigene Verhalten oder das Verhalten anderer durch Zuschreibung mentaler Zustände zu interpretieren

Der Begriff Mentalisierung steht für die Fähigkeit, das eigene Verhalten oder das Verhalten anderer Menschen durch Zuschreibung mentaler Zustände zu interpretieren. Hierbei wird also nicht nur auf das Verhalten des Gegenübers eingegangen, sondern auf die eigenen Vorstellungen über dessen Überzeugungen, Gefühle, Einstellungen und Wünsche, die dem Verhalten zugrunde liegen. Mentalisierung umfasst auch die Fähigkeit, das eigene Erleben und Handeln reflexiv zu erfassen. Bateman und Fonagy gingen zunächst davon aus, dass Patienten mit Borderline-Störungen eingeschränkte Fähigkeiten zur Mentalisierung aufweisen und entwickelten ein therapeutisches Konzept, das darauf zielt, im duadischen Prozess Fehler der Mentalisierung aufzudecken, zu reflektieren und kognitiv zu korrigieren (Bateman & Fonagy, 2010). Basierend auf neurokognitiven Forschungsergebnissen, die zeigten, dass Borderline-Patienten dazu tendieren, die emotionalen Komponenten ihrer Kommunikationspartner zu überinterpretieren, modifizierten die Entwickler den Ansatz und fokussierten darauf, Vertrauen und Verlässlichkeit aufzubauen.

MBT arbeitet im Einzel- und Gruppensetting

MBT arbeitet im Einzel- und Gruppensetting und zielt darauf, eine gültige und tragfähige Mentalisierung von sich selbst und seiner Umgebung zu entwickeln, die sich durch eine genaue und möglichst stimmige Selbst- und Fremdwahrnehmung auszeichnet. Im Mittelpunkt der Behandlung sehen die Entwickler ein sicheres therapeutisches Beziehungsangebot, das eine therapeutische Bindungserfahrung und den Aufbau epistemischen Vertrauens für den Patienten ermöglicht. Die Behandlung konzentriert sich dabei hauptsächlich auf das Hier und Jetzt, die therapeutische Beziehung und die gegenwärtige Situation des Patienten und bezieht Ereignisse aus der Vergangenheit nur in dem Maße in die Therapie ein, wie sie die Gegenwart des Patienten beeinflussen. Die Förderung von Mentalisierung in der Therapie ist nicht das eigentliche Therapieziel, sondern ein Weg, um Affekte besser modulieren und zentrale Beziehungskonflikte verstehen und regulieren zu können und dabei die Selbstkontrolle und das Empfinden von Selbstkohärenz zu verbessern.

5.3 Schematherapie für Borderline-Störung nach Young

Schemata sind abgrenzbare Muster, die aus Erinnerungen, Emotionen, Kognitionen und Körperempfindungen bestehen und entsprechendes Verhalten steuern

Die Schematherapie wurde von Jeffrey Young, einem Schüler von A. Beck, entwickelt (Jacob & Arntz, 2014). Unter Schemata versteht Young verschiedene, abgrenzbare Muster, die aus Erinnerungen, Emotionen, Kognitionen und Körperempfindungen bestehen und entsprechendes Verhalten steuern. Diese Muster wurden in Kindheit und Adoleszenz geprägt und beziehen sich auf das jeweilige Individuum und seine Kontakte zu anderen Menschen. Sogenannte maladaptive Schemata entstehen durch schädliche Kindheitserlebnisse, die auf der Verletzung menschlicher Grundbedürfnisse basieren. Dabei werden traumatische Erlebnisse, die Erfahrung der Nichterfüllung wesentlicher Grundbedürfnisse durch die frühen Bezugspersonen, aber auch deren Übererfüllung durch „Zuviel des Guten" oder selektive Internalisierung bzw. Identifikation mit wichtigen Bezugspersonen unterschieden. Schemata werden aufgrund des menschlichen Strebens nach Konsistenz aufrechterhalten. Young differenziert 18 verschiedene Schemata, die er in fünf unterschiedliche Schema-Domänen einteilt. Sogenannte Schema-Modi sind nach Young die Gesamtheit aktuell aktivierter Schemata. Diese steuern das Erleben und Verhalten der Betroffenen. Im therapeutischen Prozess lernen die Patienten, ihre jeweils aktivierten Modi und Schemata zu erkennen und zu benennen. Sie verstehen deren biografische Relevanz und können beginnen, diese zu revidieren. Die Revision basiert auf traditionellen erfahrungsbasierten Interventionen aus der Gestalt- und Hypnotherapie.

Patienten lernen, ihre jeweils aktivierten Modi und Schemata zu erkennen, zu benennen und zu revidieren

6 Pharmakotherapie

Für Psychotherapeuten ist es durchaus wichtig, sich einen Überblick über die Medikation ihrer Patientinnen zu verschaffen, denn die meisten Patienten mit Borderline-Störungen werden in Deutschland auch medikamentös behandelt. Und viele nehmen oft vier oder mehr verschiedene Stoffklassen – in hoher Dosierung. Der Hintergrund ist oft trivial: Psychiater versuchen die drängendste Not ihrer Patienten abzupuffern, bisweilen wirken die Medikamente auch kurzfristig über den Placebo-Effekt. Aus Sorge um eine Verschlechterung der Symptomatik werden dann neue Psychopharmaka angesetzt, ohne die alten Medikamente zu reduzieren. Die Folge sind dann oft „abenteuerliche Kombinationen", die allenfalls unspezifisch sedieren und langfristig metabolische Syndrome begünstigen. Pharmakotherapie im Rahmen der Behandlung der Borderline-Störung kann gegebenenfalls zur Behandlung komorbider Erkrankungen sinnvoll sein, etwa zur Behandlung einer depressiven Episode oder von Schlafstörungen. Randomisierte kontrollierte Therapiestudien haben klar gezeigt, dass es kein Medikament zur Behandlung der Borderline-Störung per se gibt, vielmehr zeichnen sich die Medikamente durch eine mehr oder weniger charakteristische Wirksamkeit in bestimmten Bereichen der Psychopathologie aus (für eine Übersicht vgl. Stoffers & Lieb, 2015). Während zeitlich begrenzt eine Medikation in

Vorsicht vor sedierenden Nebenwirkungen von Psychopharmaka!

Einzelfällen als sinnvolle Unterstützung angesehen werden kann, wird in anderen Ländern (v. a. England) die Evidenzlage viel kritischer gesehen: Medikamente werden entsprechend bei einer Borderline-Störung grundsätzlich nicht empfohlen. Psychotherapeuten sollten Kontakt mit dem behandelnden Psychiater halten und sich für eine maximale Reduktion der Psychopharmaka einsetzen, jedoch darauf drängen, dass Schlafstörungen entsprechend der Leitlinien behandelt werden. So fanden etwa kontrollierte Studien eine gute Wirkung von Prazosin auf die Alptraumreduktion, die durch Fallberichte für eine ähnliche Substanzklasse bestätigt wurden (Doxacosin; Roepke et al., 2017). Akute intensive Anspannung kann durch Clonidin behandelt werden, bis die entsprechenden Skills erlernt wurden (Ziegenhorn et al., 2009).

Eine medikamentöse Steuerung des Schlafveraltens (inkl. Alpträume) ist sinnvoll

7 Fallbeispiel

Der Einstieg

„Ich konnte einfach nicht mehr, die letzten Tage waren zu viel. Ich hatte die Tabletten eh zu Hause, da habe ich eben diese Überdosis genommen. Ich dachte nicht, dass ich das überlebe, aber selbst dazu bin ich wohl zu blöde ... Ich hasse mich!" Die 23-jährige Karin P. hatte auch diesen Suizidversuch auf der Intensivstation überlebt, es war ihr dritter in den letzten drei Jahren. Bislang hatte sie sich konstant geweigert, eine Therapie zu beginnen. Sie wollte nicht bevormundet werden und keine klugen Ratschläge erhalten. Sie hatte viele Jahre im Heim verbracht, musste sich auf der Straße durchschlagen, nahm Drogen, trank Alkohol und hatte zahlreiche negative Erfahrungen mit Sexualität. Und nun stand wieder einmal ein Psychiater an ihrem Bett und versuchte sie davon zu überzeugen, eine Therapie zu beginnen:

Dialog

Pat.: „... Nein, jetzt ist alles in Ordnung, das war nur eine kleine Krise. Sie brauchen sich keine Sorgen zu machen, ich bin nicht mehr suizidal. Sie können mich sofort nach Hause lassen."

Th.: „Ich verstehe, Sie haben kein Interesse an einer Therapie, obwohl Sie in einem verzweifelten Zustand waren, aus dem Sie keinen Ausweg wussten, außer den Tabletten. Sie müssen schlechte Erfahrung gemacht haben mit Therapeuten?"

Pat.: „Genau, und ich habe keinen Bock, das zu wiederholen."

Th.: „Verstehe, und dies, obwohl Sie sich immer wieder verzweifelt fühlen und sich selbst zu Tode hassen. Nun, wie müsste eine Therapie denn aussehen, damit Sie sich eine Chance geben würden?"

Pat.: „Auf alle Fälle lasse ich mir nicht sagen, was ich tun soll."

Th.: „O.k., Sie wollen die Kontrolle behalten."

Pat.: „Genau!"

Th.: „Und weiter, was wäre Ihnen noch wichtig?"

Pat.: „Nun ..."

Drei Jahre später hatte Frau P. ihr Studium der Sozialpädagogik abgeschlossen und konnte auf ein erstes erfolgreiches Berufsjahr zurückblicken. Die Jahre dazwischen würde sie als „hart" bezeichnen: „intensive, harte Arbeit", die sie zusammen mit ihrer Therapeutin durchgestanden hatte. Doch Schritt für Schritt: Nach dem Erstkontakt hatte Frau P. zumindest so weit Zutrauen gefasst, dass sich das Team auf der geschlossenen Station in der Lage sah, eine fundierte Diagnostik durchzuführen, die Patientin entsprechend aufzuklären und zu einem Erstgespräch mit einer Therapeutin der Borderline-Ambulanz zu motivieren. Dort ergab sich folgende Befundlage:

Erstgespräch

Die Patientin erfüllte acht von neun Borderline-Kriterien, litt an einer komorbiden PTBS, Alkohol- und Cannabismissbrauch sowie an Ein- und Durchschlafstörungen mit Alpträumen. Sie fügte sich regelhaft mittels Rasierklingen an Armen und Beinen Selbstverletzungen zu, im letzten Jahr auch an den Brüsten und im Vaginalbereich. Im angetrunkenen Zustand neigte sie zu Hochrisikoverhalten, indem Sie sich mit dem Fahrrad auf die Autobahn begab und gegen die Fahrtrichtung radelte. Die PTBS manifestierte sich in mehrmals täglich auftretenden Intrusionen und intensiven Flashbacks, in welchen sie den Kontakt zur Realität weitgehend verlor. Zudem hörte sie regelmäßig eine Stimme im Kopf, die sie beständig abwertete. Unter Stress entwickelte sie ausgeprägte dissoziative Zustände, bisweilen mit retrograden Amnesien. Obgleich sie Körperkontakt weitgehend unangenehm empfand, suchte sie gelegentlich Diskotheken auf und ließ sich im stark alkoholisierten Zustand auf sexuelle Abenteuer ein, die sie – soweit sie denn erinnerlich waren – im Nachhinein als sehr ekelhaft und beschämend erlebte, was zu den oben genannten Selbstverletzungen im Intimbereich führte. Bisweilen wurde sie in solchen Situationen jedoch auch handgreiflich, sehr zum Leidwesen der Betroffenen. Zweimal sei es zu Anzeigen wegen Körperverletzungen gekommen. Suizidgedanken kannte sie seit ihrer Kindheit, sie übten eine Art magischen Sog auf sie aus, bislang hatte sie dreimal versucht, sich das Leben zu nehmen. Auf somatischer Ebene zeigten sich keine Auffälligkeiten, sie war jedoch noch nie bei einer gynäkologischen Untersuchung gewesen und hatte eine stark ausgeprägte Panik vor Zahnarztbesuchen. Auf Nachfragen gab sie an, dass sie große Schwierigkeiten hatte, alleine zu sein. Sie beginne dann automatisch, zu grübeln, und habe das Gefühl, „irgendwie aus dem Weltall zu stürzen". Sie habe immer schon das Gefühl gehabt, anders zu sein als alle anderen, eben nicht dazuzugehören, „wie ein Alien". Ihren Körper hasse sie. „Nicht nur die weiblichen Teile, sondern alles, aber die ganz besonders." Wenn sie könnte, würde sie diesen „lästigen Sack unter ihrem Kopf einfach abschneiden". Sie würde überhaupt nicht verstehen, weshalb Männer sie begehrten, die seien alle krank. Medikamente hatte sie bislang abgelehnt.

Ein kurzer Überblick zur sozialen Situation beim Erstgespräch ergab, dass Frau P. alleine in einer kleinen 2-Zimmer-Wohnung von Hartz-IV lebte. Sie hatte keinen Partner, aber zwei gute Freundinnen, eine davon hatte eine diagnostizierte Borderline-Störung. Beruflich hatte sie vor zwei Jahren einen Bachelorstudiengang Sozialpädagogik im ersten Semester abgebrochen. Seither besserte sie ihre Finanzen durch Gelegenheitsarbeiten in Kneipen auf. Kontakte mit den Eltern gab es keine. Ab und zu riefe die Mutter an, dann gäbe es Stress. An den Vater könne sie sich nicht erinnern. Die Mutter hätte verschiedene Männer gehabt, zwei davon hätten sie regelmäßig missbraucht, bis das Jugendamt eingeschritten sei. Mit 14 sei sie dann erstmals in ein Jugendheim gekommen, dort sei es nicht „unbedingt besser gewesen". Daher habe sie die ganze Jugendzeit über reichlich Drogen und Alkohol konsumiert. Immerhin hatte sie die Fachhochschulreife geschafft.

Behandlungsplanung

Nach zwei weiteren Vorgesprächen war Frau P. soweit motiviert, sich auf die DBT einzulassen. Sie stimmte zähneknirschend zu, in einen Non-Suizid-Vertrag für die Dauer der Behandlung einzuwilligen. Es war dann nicht weiter schwierig, ihre wichtigsten Werte und Motive herauszuarbeiten: Diese lagen eindeutig im sozialen Bereich. Es war ihr wichtig, anderen zu helfen, insbesondere sogenannten „Schwererziehbaren". Dazu wollte sie eigentlich Sozialpädagogik studieren. Die klassische DBT-Einstiegsfrage „Was hindert Sie derzeit daran, Ihr Ziel umzusetzen?" beantwortete Sie mit einem Konvolut von Problemen: Sie traue sich das nicht zu, sie tauge eh zu nichts, sie bekäme andauernd Flashbacks, könne sich nicht von den Problemen der Kinder abgrenzen, könne nachts wegen der Alpträume nicht schlafen, habe ständig Suizidgedanken und höre beständig diese Stimme, die ihr sage, dass sie eh nichts tauge und sich am besten gleich umbringen sollte.

Patientin und Therapeutin legten sich auf folgenden Behandlungsplan fest: Da der letzte lebensgefährliche Suizidversuch erst einige Tage zurücklag, wurde die Patientin zunächst entsprechend der Zielsetzungen und Regeln des Therapiestadiums I behandelt: Aufbau von Verhaltenskontrolle mithilfe regelmäßiger Verhaltensanalysen und Anwendung von Skills zur Stresstoleranz. Es wurde gleichzeitig vereinbart, dass dieses Stadium so kurz wie irgendwie möglich gefasst werden sollte, um dann zeitnah die ausgeprägte PTBS zu behandeln. Parallel dazu sollte die Patientin klären, unter welchen Bedingungen sie ihr Studium wieder aufnehmen könnte, schließlich ginge man davon aus, dass die Therapie erfolgreich sein werde, und es ginge ja nicht darum, lediglich zu überleben, sondern mittelfristig ein sinnerfülltes Leben aufzubauen. Neben der Einzeltherapie besuchte die Patientin einmal die Woche eine Skills-Gruppe und arbeitete eigenständig mit der Skills-CD.

Verhaltensanalyse zum letzten Suizidversuch

Verhaltensanalyse letzter Suizidversuch

Die Verhaltensanalyse zum letzten Suizidversuch ergab folgende Ergebnisse:

- *Labilisierende Bedingungen:* Schlafstörungen (Alpträume), Alkoholmissbrauch, Belastung durch die kommentierende Stimme, Angst vor Kontrollverlust.
- *Situativer Auslöser:* Geburtstag; Anruf der Mutter; diese hatte zunächst gratuliert, war dann jedoch rasch auf das Thema Studiumabbruch zu sprechen gekommen und hatte die Patientin dann übel beschimpft (*„Ich habe immer schon gewusst, dass du nichts taugst, da füttert man dich durch und dann ... Kannst du dich nicht mal zu-*

sammenreißen? Und warum besuchst du mich eigentlich nie? Denkst wohl, du bist was Besseres?").

- *Kognitiv-emotionale Reaktion:* Die erste Reaktion war Freude und Überraschung, dass die Mutter an ihren Geburtstag gedacht hatte. Als dann die Beschimpfungen anhoben, hatte sie nur kurz Ärger verspürt, diesen jedoch nicht geäußert. Stattdessen fühlte sie sich überwältigt von einer Vielzahl unkontrollierbarer Gedanken (z. B. *„Sie hat recht, ich bin zu blöd zu allem. Ich bin ein Versager! Weshalb tut sie mir das an? Ich sollte mich umbringen, dann wird sie sehen ..."*). Auf der emotionalen Ebene verschmolzen Gefühle der Schuld, Scham, Wut, Selbsthass und ohnmächtige Verzweiflung.
- *Verhalten:* Im Anschluss an das Telefonat griff sie zu einer Flasche Whiskey, die sie auf Vorrat hatte, und trank etwa die halbe Flasche leer. Im betrunkenen Zustand wurde sie immer verzweifelter und holte sich schließlich, ohne viel nachzudenken, die Doppelpackung Aspirin 500, löste sie in einem weiteren Glas Whiskey auf und trank alles in einem Zug. Obgleich sie nicht mehr klar denken konnte, fiel ihr noch ein, sich von ihrer besten Freundin am Telefon zu verabschieden ... Offensichtlich hatte sie sie angerufen, sie könnte sich jedoch an nichts Weiteres mehr erinnern.
- *Konsequenzen:* Aufgrund der Alkoholintoxikation können keine kurzfristigen Konsequenzen eruiert werden. Die langfristigen Konsequenzen resultierten aus der medizinischen Behandlung und dem Gefühl, „es wieder nicht geschafft zu haben", also erneut ein Erlebnis der Demütigung und Niederlage.

Welche Behandlungsoptionen resultieren daraus?

Fokussierung der wichtigsten Risikofaktoren

Auf Nachfrage hatte sich herausgestellt, dass auch die anderen Suizidversuche im volltrunkenen Zustand erfolgt waren. Alkoholabusus unter hoher emotionaler Belastung war daher ein lebensgefährlicher Risikofaktor und sollte in den Fokus der ersten Therapiephase rücken. Es ist nicht sinnvoll, zu früh auf die Vielzahl der automatisierten Gedanken und Emotionen einzugehen, solange Alkoholintoxikation als lebensbedrohlicher Faktor jederzeit aktiviert werden könnte. Da der Anruf der Mutter kein solitärer Auslöser für schwere Krisen war, ergibt es auch wenig Sinn, dieses spezifische Problem vorrangig anzugehen. Vielmehr lernte die Patientin, ihre kognitiven und emotionalen Automatismen (z. B. *„Es geht mir extrem schlecht, ich brauche dringend Alkohol"*) zu identifizieren, sich davon mental zu distanzieren und stattdessen sensorische Distraktions-Skills bei Hochspannung einzusetzen. In der Anfangsphase wurde vereinbart, dass sie in solchen Situationen, bevor sie zur Flasche griff, umgehend die Therapeutin anrufen sollte. Natürlich wurden sämtliche Alkoholvorräte aus dem Haus geräumt. Um die belastenden Bedingungen etwas zu reduzieren, willigte die Patientin ein, die Alpträume bis zur Traumatherapie medikamentös zu behandeln. Die Schlafqualität besserte sich daraufhin erheblich, dadurch gelang es auch, den Tag besser zu strukturieren, morgens aufzustehen und die etwas verwahrloste Wohnung aufzuräumen. Die Patientin füllte regelmäßig ihre Tagebuchkarten aus, protokollierte die Intensität von Suizidgedanken, Hochspannung und den Drang zur Selbstverletzung. Sie hatte noch erhebliche Schwierigkeiten, positive Aktivitäten oder Erfahrungen zu protokollieren, und hatte anfangs ausgeprägte Probleme, sich auf Achtsamkeitsübungen mit geschlossenen Augen einzulassen. Da diese Übungen sofort Intrusionen auslösten, wurde sie gebeten, zunächst mit Übungen zum Wahrnehmen und Beschreiben der Außenwelt zu beginnen. Parallel dazu erhielt die Patientin kurze tägliche

Protokolle mit der Tagebuchkarte

Probleme mit Achtsamkeitsübungen

Imaginationsübungen zur Entwicklung eines „compassionate self" oder „Wohlwollenden Begleiters", welche die Therapeutin auf ihren MP3-Player gesprochen hatte.

Natürlich war davon auszugehen, dass sich die schwierigen zwischenmenschlichen Erfahrungen ihrer Kindheit und Jugend über kurz oder lang als sogenannte „Übertragungsprobleme" in der therapeutischen Beziehung widerspiegeln würden. Die Patientin lernte daher schon in dieser frühen Phase der Therapie, ihre Beziehungserwartungen und deren potenzielle Auswirkung auf die Therapie zu formulieren: Nähe und Zuwendung war eigentlich immer mit Gewalt, Demütigung und Bloßstellung verbunden (*„Wenn ich mich der Therapeutin nahe fühle, kann es sein, dass ich Angst bekomme oder mich schäme und dann aggressiv werde"*). Kritik bedeutete eigentlich immer auch Schläge (*„Wenn mich meine Therapeutin in Zukunft kritisiert, kann es sein, dass ich dies als intensive Gewalt erlebe und die Therapie abbreche, um mich zu schützen"*). Wenn die Patientin um Hilfe oder Unterstützung ersucht hat, wurde sie von der Mutter als Spinnerin abgetan und zurückgewiesen (*„Es ist auch in der Therapie sehr schwierig für mich, um Hilfe und Unterstützung zu bitten, weil ich befürchte, dass sich diese Zurückweisung wiederholt. Wenn ich aber darum bitte, und meine Wünsche nicht sofort erfüllt werden, dann fühle ich mich massiv und vernichtend zurückgewiesen"*). Auf dieser Basis ließen sich im Laufe der nächsten beiden Jahre viele Probleme innerhalb der therapeutischen Beziehung gut abfedern.

Analyse der zentralen Beziehungserfahrungen und Antizipation von Übertragungsproblemen

Nachdem zwei Monate lang keine lebensgefährlichen Selbstverletzungen und Suizidversuche mehr stattgefunden hatten, konnte Frau P. im Rahmen des Behandlungsstadiums II mit dem traumaspezifischen Behandlungsprogramm DBT-PTSD beginnen. Die kurze Traumaanamnese zu Beginn der Behandlung ergab, dass sie im Alter von 8 bis 14 Jahren von zwei verschiedenen Freunden der Mutter regelmäßig vaginal und oral missbraucht worden war. Sie hatte mehrmals versucht, bei der Mutter diesbezüglich Unterstützung zu bekommen, was aber mit der Bemerkung, das bilde sie sich alles nur ein, abgewiesen worden war. Die beiden Täter hätten sie jeweils massiv bedroht. Für den Fall, dass sie jemanden etwas erzählen würde, würden sie ihr entweder die Zunge abschneiden oder sie erschlagen. Trotzdem hatte sie sich mit 14 einem Lehrer offenbart, der das Jugendamt eingeschalten hatte, was schließlich zur Inobhutnahme führte. Immer noch hatte sie Angst vor den beiden Tätern. Männer mit ähnlicher Physiognomie lösten heftige Panikattacken aus.

Fokus auf komorbide PTBS

Die Patientin erarbeitete ein individualisiertes PTBS-Modell: Sie lernte zu verstehen, wie sie als Kind die traumatischen Ereignisse verarbeitet hatte, welche Erklärungen sie sich zurechtgelegt hatte, um diese Ereignisse für sich selbst verständlich zu machen, welche Rolle Schuld und Scham hierbei spielten und woher der Selbsthass kam. Sie verstand das Trauma-Netzwerk und ihre Versuche, diese automatisierten Netzwerke durch Intoxikation oder Selbstverletzungen zu beenden, und möglichst alles zu vermeiden, was diese Netzwerke aktivieren würde. Sie verstand, dass viele Aspekte ihres gegenwärtigen Lebens von diesem Vermeidungsverhalten und von Escapemustern gesteuert wurden. Entsprechend der DBT-PTSD-Richtlinien stellten Patientin und Therapeutin gemeinsam das Trauma-Modell und den entsprechenden Therapieplan in der Konsultationsgruppe vor.

Trauma-Modell

Zur Vorbereitung der Expositionsphase erarbeitete sich Frau P. sehr intensiv einige Skills zur Unterbrechung von dissoziativen Zuständen bzw. deren Frühwarnzeichen: Eiswürfel im Mund, starke Hautreize durch ABC-Pflaster, Ammoniak aus der Apo-

Vorbereitung der Expositionsphase

Antidissoziative Skills

theke. Da sie die wichtigsten Hochstress-Skills bereits in der Anfangsphase gelernt hatte, konnte sie sich nun auf Skills zur Regulation traumaassoziierter Emotionen wie Schuld, Scham, Selbsthass, Ekel und Angst vor Trauer konzentrieren. Die Dinge schienen sich günstig zu entwickeln und dennoch begann sie plötzlich, sich wieder intensiv zu schneiden und hatte eine Episode mit schwerer Alkoholintoxikation. Die Auslöser waren zunächst nicht klar auszumachen. Die Konsultationsgruppe vermutete, dass diesem Verhalten unausgesprochene Ängste vor der anstehenden Exposition zugrunde lagen. Dementsprechend thematisierte die Therapeutin dies. Tatsächlich zeigten sich neben den üblichen Ängsten, „das nicht auszuhalten oder vor Scham zu sterben", eine vage Annahme, dass die Täter immer noch Macht über sie hätten, sie zu töten, falls sie darüber berichten würde. Erst als diese, mit kindlich-magischen Ängsten verbundenen Befürchtungen kognitiv bearbeitet worden waren, konnte sie mit der In-sensu-Exposition beginnen. Als Index-Ereignis wurde die erste Vergewaltigung durch den Freund der Mutter definiert. Sie erlebte dieses Ereignis immer wieder in heftigen Intrusionen, die mit starken Schmerzen im Unterleib und dem körperlich wahrnehmbaren Gefühl der Penetration einhergingen. Sie hatte sich sehr lange wegen dieser Wahrnehmungen geschämt. Erst als ihre Therapeutin die Zusammenhänge erklärt hatte, dass diese körperlichen Intrusionen Teil des Trauma-Netzwerkes seien, hatte sich die Scham etwas gemildert. Sie konnte nun darüber sprechen.

Skills-basierte In-sensu-Exposition

Die In-sensu-Exposition fand im Stehen auf einem „Balance Board" statt, um dissoziative Zustände zu unterbrechen. Die Patientin arbeitete diese erste Szene mehrmals durch. Mithilfe der Therapeutin gelang es ihr, an die primären, traumaassoziierten Emotionen wie Ekel, Schmerz, Ohnmacht und tiefgreifende Verwirrung zu habituieren, ohne sekundäre kognitiv-emotionale Bewältigungsstrategien wie Schuld, Scham oder Selbsthass zu aktivieren. Nach sechs Sitzungen, zwischen denen Frau P. die MP3-Aufnahmen der Sitzung gehört hatte, waren die betreffenden Intrusionen deutlich reduziert. Erleichtert und nun hochmotiviert konnten dann noch zwei weitere schwerwiegende Ereignisse ohne größere Probleme durchgearbeitet werden. Als emotional hoch belastend, sehr angstbesetzt und daher hoch wirksam erwies sich die gezielte In-sensu-Exposition gegenüber der Szene, in welcher die Patientin versucht hatte, sich der Mutter mitzuteilen und von dieser zurückgewiesen worden war. Die Therapeutin half der Patientin, die entsprechenden Emotionen (tiefste Enttäuschung, Verlassenheit, Irritation gegenüber den eigenen Wahrnehmungen, Einsamkeit und Wut) auszuhalten und ohne zu dissoziieren zu verarbeiten. Hilfreich waren sicherlich die eingestreuten Diskriminationsübungen („Was ist der Unterschied zwischen damals und heute?"). Beendet wurde diese Expositionsphase nach 15 Sitzungen mit einer finalen Betrachtung der Ereignisse aus der Perspektive eines „Wohlwollenden Begleiters", die sich die Patientin in vielen täglichen imaginativen Übungen vorher aufgebaut hatte.

Exposition gegenüber traumatischer Invalidierung

Revisionen des Selbstkonzeptes

Trotz weitgehender Revision der traumaassoziierten Intrusionen verblieben nach Abschluss der Expositionsphase noch zahlreiche „Baustellen": Gerade weil sich das zwar schmerzhafte, aber dennoch stabilisierende negative Selbstkonzept *(„Das war alles meine Schuld, ich habe es nicht besser verdient")* durch die Exposition revidierte, wurden jetzt intensive Wut und Ärger gegenüber der Mutter erlebt, durchdrungen von Angst vor Kontrollverlust und impulsiven Handlungen bis hin zum Mord. Interventionen zur radikalen Akzeptanz der Vergangenheit, kombiniert mit imaginierten Dialogen, halfen, auch diese Phase zu überwinden und die Türe für eine längere Phase intensiver Trauer zu öffnen, gepaart mit großer Unsicherheit und Orientierungslosigkeit, in welcher es zu depressiven Einbrüchen und zum Wiederaufflackern von suizidalen Impulsen sowie Selbstverletzungen kam *(„Jetzt merke ich erst, wie hilfreich dieser Selbsthass war. Jetzt ist es, als wenn ich keine Haut mehr hätte. Ich verstehe die Regeln nicht, ich weiß nicht, was normal ist und was nicht. Alles ist unsicher und heftig und grell. Manchmal wünsche ich, wieder zu dissoziieren. Aber dazwischen sind dann diese Glücksgefühle. Ich fühle mich lebendig, alles strömt auf mich ein. Ich sehe die Dinge einfach so, wie sie sind – das erste Mal in meinem Leben")*. In dieser Zeit benötigte die Patientin eine enge, vertrauensvolle und klare Führung durch ihre Therapeutin. Sie begann ein Praktikum in einem Kindergarten, zunächst einige Stunden am Tag, schließlich ganztags. Die Zuwendung der Kinder, die großes Interesse an ihren vielen Narben und Tattoos zeigten, die Toleranz der anderen Pädagoginnen und der Stolz auf das, was sie schon erreicht hatte, gaben jetzt Auftrieb.

Leben zurückerobern

Abschließende Bemerkung. Natürlich ist dies ein „besonderer Fall", aber jeder Fall ist ein besonderer Fall. Und so hart dies klingen mag angesichts der Gewalterfahrung, die die Patientin in ihrer Kindheit erleben musste: Für manche Patientinnen ist es durchaus entlastend, wenn sie die Ursachen ihres Erlebens und Verhaltens in einem Trauma verorten können. Umso wichtiger ist es, auch für Borderline-Patientinnen ohne Missbrauchserfahrung subjektiv plausible Modelle zu entwickeln. Das Konzept der traumatischen Invalidierung (oder sozialen Traumatisierung) hat sich in diesen Fällen als hilfreich erwiesen. Im Prinzip laufen die Behandlungen dann nach dem gleichen, oben beschriebenen, Muster ab.

Und noch etwas: Die DBT bietet gut strukturierte Konzepte, Skills und Arbeitsmaterialien. Aber alles bleibt technisch und wird seine Wirksamkeit nicht entfalten, wenn Sie sich nicht als ganze Person auf diese Arbeit einlassen. Die meisten Patientinnen, mit denen Sie arbeiten, werden schon einmal mit Skills in Berührung gekommen sein, aber kaum mit einem Menschen, der sie ermutigt, Kontakt mit ihren zutiefst gemiedenen Verletzlichkeiten aufzunehmen, mit ihren Demütigungen und ihrer Einsamkeit, einem Menschen, der sie ermutigt und der sie bei diesem Prozess trägt – wissend, mitfühlend und engagiert. Wenn Sie sich als Therapeutin auf diesen Weg einlassen, werden Sie reichlich beschenkt werden, sehr reichlich.

8 Weiterführende Literatur

Auer, K. von & Bohus, M. (2017). *Interaktives Skillstraining für Jugendliche mit Problemen der Gefühlsregulation (DBT-A). Das Therapeutenmanual.* Stuttgart: Schattauer.

Bohus, M. & Reicherzer, M. (2012). *Ratgeber Borderline-Störungen: Informationen für Betroffene und Angehörige* (Ratgeber zur Reihe Fortschritte der Psychotherapie, Bd. 24). Göttingen: Hogrefe.

Bohus, M. & Wolf, M. (2012). *Interaktives Skills-Training für Borderline-Patienten. Das Therapeutenmanual* (2., überarb. Aufl.). Stuttgart: Schattauer.

Linehan, M.M. (2016a). *Handbuch der Dialektisch-Behavioralen Therapie (DBT). Band 1: Skills Training Manual: Zur Behandlung psychischer Störungen.* München: CIP-Medien Verlag.

Linehan, M. M. (2016b). *Handbuch der Dialektisch-Behavioralen Therapie (DBT). Band 2: Arbeitsbuch*. München: CIP-Medien Verlag.
Stiglmayr, C. & Gunia, H. (2017). *Dialektisch-Behaviorale Therapie (DBT) zur Behandlung der Borderline-Persönlichkeitsstörung: Ein Manual für die ambulante Therapie*. Göttingen: Hogrefe. http://doi.org/10.1026/02424-000
Knuf, A. & Tilly, K. (2018). *Borderline. Das Selbsthilfebuch* (8. Aufl.). Köln: BALANCE Buch + Medien Verlag.

9 Literatur

American Psychiatric Association. (2013). *Diagnostic and statistical manual of mental disorders* (5th ed.). Arlington, VA: American Psychiatric Publishing. http://doi.org/10.1176/appi.books.9780890425596
American Psychiatric Association/Falkai, P. et al. (2018). *Diagnostisches und Statistisches Manual Psychischer Störungen DSM-5* (2., korrig. Aufl.). Göttingen: Hogrefe.
Auer, K. von & Bohus, M. (2017). *Interaktives Skillstraining für Jugendliche mir Problemen der Gefühlsregulation (DBT-A)*. Stuttgart: Schattauer.
Auer, K. von, Kleindienst, N., Ludewig, S., Soyka, O., Bohus, M. & Ludäscher, P. (2015). Zehn Jahre Erfahrung mit der Dialektisch-Behavioralen Therapie für Adoleszente (DBT-A) unter stationären Bedingungen – die Station Wellenreiter. *Zeitschrift für Kinder- und Jugendpsychiatrie und Psychotherapie, 43,* 301–315. http://doi.org/10.1024/1422-4917/a000371
Bateman, A. & Fonagy, P. (2008). 8-year follow-up of patients treated for borderline personality disorder: mentalization-based treatment versus treatment as usual. *American Journal of Psychiatry, 165* (5), 631–638. http://doi.org/10.1176/appi.ajp.2007.07040636
Bateman, A. & Fonagy, P. (2010). Mentalization based treatment for borderline personality disorder. *World Psychiatry, 9* (1), 11–15. http://doi.org/10.1002/j.2051-5545.2010.tb00255.x
Bohus, M., Dyer, A., Priebe, K., Krüger, A., Kleindienst, N., Schmahl, C. et al. (2013). Dialectical behaviour therapy for post-traumatic stress disorder after childhood sexual abuse in patients with and without borderline personality disorder: A randomised controlled trial. *Psychotherapy and Psychosomatics, 82* (4), 221–233. http://doi.org/10.1159/000348451
Bohus, M., Haaf, B., Simms, T., Schmahl, C., Unckel, C. & Linehan, M. (2004). Effectiveness of inpatient dialectical behavioral therapy for borderline personality disorder: a controlled trial. *Behavior Research and Therapy, 42* (5), 487–499. http://doi.org/10.1016/S0005-7967(03)00174-8
Bohus, M., Kleindienst, N., Limberger, M., Stieglitz, R. D., Domsalla, M., Chapman, A. et al. (2009). The short-version of the Borderline Symptom List (BSL-23): Development and initial data on psychometric properties. *Psychopathology, 42,* 32–39. http://doi.org/10.1159/000173701
Bohus, M. & Reicherzer, M. (2012). *Ratgeber Borderline-Störungen: Informationen für Betroffene und Angehörige* (Ratgeber zur Reihe Fortschritte der Psychotherapie, Bd. 24). Göttingen: Hogrefe.
Bohus, M., Schmahl, C., Fydrich, T., Steil, R., Müller-Engelmann, M., Herzog, J. et al. (2018). A research program to evaluate DBT-PTSD, a modular treatment approach for complex PTSD after childhood abuse. *Borderline Personality Disorder and Emotion Dysregulation,* 6:7. http://doi.org/10.1186/s40479-019-0099-y
Bohus, M. & Wolf, M. (2012). *Interaktives Skills-Training für Borderline-Patienten. Das Therapeutenmanual* (2., überarb. Aufl.). Stuttgart: Schattauer.

Chambless, D. & Hollon, S.D. (1998). Defining empirically supported therapies. *Journal of consulting and clinical psychology, 66,* 7. http://doi.org/10.1037/0022-006X.66.1.7
Cristea, I.A., Gentili, C., Cotet, C.D., Palomba, D., Barbui, C. & Cuijpers, P. (2017). Efficacy of psychotherapies for borderline personality disorder: A systematic review and meta-analysis. *JAMA Psychiatry, 74* (4), 319–328. http://doi.org/10.1001/jamapsychiatry.2016.4287
Curci, A. & Rimé, B. (2012). The temporal evolution of social sharing of emotions and its consequences on emotional recovery: a longitudinal study. *Emotion, 12* (6),1404–1014. http://doi.org/10.1037/a0028651
Fassbinder, E., Rudolf, S., Bussiek, A., Kröger, C., Arnold, R., Greggersen, W. et al. (2007). Effektivität der dialektischen Verhaltenstherapie bei Patienten mit Borderline-Persönlichkeitsstörung im Langzeitverlauf - Eine 30-Monats-Katamnese nach stationärer Behandlung. *Psychotherapie, Psychosomatik, Medizinische Psychologie, 57,* 161–169. http://doi.org/10.1055/s-2006-952015
Gilbert, P. (2013). *Compassion Focused Therapy*. Paderborn: Junfermann Verlag.
Görg, N., Priebe, K., Deuschel, T., Schüller, M., Schriner, F., Kleindienst, N. et al. (2016). Computer-assisted in sensu exposure for posttraumatic stress disorder: development and evaluation. *JMIR Mental Health, 3* (2), e27. http://doi.org/10.2196/mental.5697
Gunderson, J. (2014). *Handbook of Good Psychiatric Management for Borderline Personality Disorder*. Arlington, VA: American Psychiatric Publishing.
Gunderson, J.G. & Singer, M.T. (1975). Defining borderline patients: An overview. *American Journal of Psychiatry, 132* (1), 1–10. http://doi.org/10.1176/ajp.132.1.1
Gunderson, J.G., Stout, R.L., Mcglashan, T.H., Shea, M.T., Morey, L.C., Grilo, C.M. et al. (2011). Ten-year course of borderline personality disorder: psychopathology and function from the Collaborative Longitudinal Personality Disorders study. *Archives of General Psychiatry, 68,* 827–837. http://doi.org/10.1001/archgenpsychiatry.2011.37
Harned, M.S., Chapman, A.L., Dexter-Mazza, E.T., Murray, A., Comtois, K.A., Linehan, M.M. (2008). Treating co-occurring Axis I disorders in recurrently suicidal women with borderline personality disorder: a 2-year randomized trial of dialectical behavior therapy versus community treatment by experts. *Journal of Consulting and Clinical Psychology, 76* (6), 1068–1075. http://doi.org/10.1037/a0014044
Herpertz, S.C. (Federführung), Bohus, M., Buchheim, P., Döring, S., et al./Deutsche Gesellschaft für Psychiatrie und Psychotherapie, Psychosomatik und Nervenheilkunde (DGPPN). (Hrsg.). (2009). *S2-Leitlinien für Persönlichkeitsstörungen* (S2 Praxisleitlinien in Psychiatrie und Psychotherapie, Bd. 1). Heidelberg: Steinkopff.
Jacob, G. & Arntz, A. (2014). *Schematherapie* (Fortschritte der Psychotherapie, Bd. 53). Göttingen: Hogrefe.
Kernberg, O.F. (1967). Borderline personality organization. *Journal of the American Psychoanalytic Association, 15* (3), 641–685. http://doi.org/10.1177/000306516701500309
Kleindienst, N., Limberger, M., Schmahl, C., Steil, R., Ebner-Priemer, U. & Bohus, M. (2008). Do improvements after inpatient dialectial behavioral therapy persist in the long term? A naturalistic follow-up in patients with borderline personality disorder. *Journal of Nervous and Mental Disease, 196,* 847–851. http://doi.org/10.1097/NMD.0b013e31818b481d
Knuf, A. & Tilly, K. (2018). *Borderline. Das Selbsthilfebuch* (8. Aufl.). Köln: BALANCE Buch + Medien Verlag.
Liebke, L., Koppe, G., Bungert, M., Thome, J., Hauschild, S., Defiebre, N. et al. (2018). Difficulties with being socially accepted: An experimental study in borderline personality disorder. *Journal of Abnormal Psychology, 127* (7), 670–682. http://doi.org/10.1037/abn0000373
Linehan, M.M. (1993). *Cognitive-Behavioral Treatment of Borderline Personality Disorder*. New York: Guildford Press.
Linehan, M.M. (2008). *Dialektisch Behaviorale Therapie (DBT) der Borderline-Persönlichkeitsstörung. Therapiebuch*. München: CIP-Medien Verlag.
Linehan, M.M., Armstrong, H.E., Suarez, A., Allmon, D. & Heard, H.L. (1991). Cognitive-behavioral treatment of chronically parasuicidal borderline patients. *Archives of General Psychiatry, 48* (12), 1060–1064. http://doi.org/10.1001/archpsyc.1991.01810360024003

McCullough, J.P. (2007). *Behandlung von Depressionen mit dem Cognitive Behavioral Analysis System of Psychotherapy (CBASP)*. München: CIP-Medien Verlag.

Mehlum, L., Ramberg, M., Tørmoen, A.J., Haga, E., Diep, L.M., Stanley, B.H. et al. (2016). Dialectical behavior therapy compared with enhanced usual care for adolescents with repeated suicidal and self-harming behavior: Outcomes over a one-year follow-up. *Journal of the American Academy of Child and Adolescent Psychiatry, 55* (4), 295–300. http://doi.org/10.1016/j.jaac.2016.01.005

Potreck-Rose, F. & Jacob, G. (2004). *Selbstzuwendung, Selbstakzeptanz, Selbstvertrauen. Psychotherapeutische Interventionen zum Aufbau von Selbstwertgefühl* (2. Aufl.). Stuttgart: Pfeiffer bei Klett-Cotta.

Roepke, S., Danker-Hopfe, H., Repantis, D., Behnia, B., Bernard, F., Hansen, M.L. & Otte, C. (2017). Doxazosin, an α-1-adrenergic-receptor Antagonist, for Nightmares in Patients with Posttraumatic Stress Disorder and/or Borderline Personality Disorder: a Chart Review. *Pharmacopsychiatry, 50*(1), 26-31. http://doi.org/10.1055/s-0042-107794

Salbach, H., Klinkowski, N., Pfeiffer, E., Lehmkuhl, U. & Korte, A. (2007). Dialectical behavior therapy for adolescents with anorexia and bulimia nervosa (DBT-AN/BN) – A pilot study. *Praxis Kinderpsychologie und Kinderpsychiatrie, 56,* 91–108. http://doi.org/10.13109/prkk.2007.56.2.91

Schmahl, C., Herpertz, S., Bertsch, K., Ende, G., Flor, H., Kirsch, P. et al. (2014). Mechanisms of disturbed emotion processing and social interaction in borderline personality disorder: state of knowledge and research agenda of the German Clinical Research Unit. *Borderline Personality Disorder and Emotion Dysregulation, 1* (12), 1–17. http://doi.org/10.1186/2051-6673-1-12

Stiglmayr, C. & Gunia, H. (2017). *Dialektisch-Behaviorale Therapie (DBT) zur Behandlung der Borderline-Persönlichkeitsstörung: Ein Manual für die ambulante Therapie*. Göttingen: Hogrefe. http://doi.org/10.1026/02424-000

Stoffers, J.M. & Lieb, K. (2015). Pharmacotherapy for borderline personality disorder – current evidence and recent trends. *Current Psychiatry Reports, 17* (1), 534. http://doi.org/10.1007/s11920-014-0534-0

Stoffers, J.M., Völlm, B.A., Rücker, G., Timmer, A., Huband, N. & Lieb, K. (2012). Psychological therapies for people with borderline personality disorder. *Cochrane Database of Systematic Reviews, 8:* CD005652. http://doi.org/10.1002/14651858.CD005652.pub2

Wewetzer, G. & Bohus, M. (2016). *Borderline-Störung im Jugendalter. Ein Ratgeber für Jugendliche und Eltern*. Göttingen: Hogrefe. http://doi.org/10.1026/02563-000

Wilks, C.R., Korslund, K.E., Harned, M.S. & Linehan, M.M. (2016). Dialectical behavior therapy and domains of functioning over two years. *Behaviour Research and Therapy, 77,* 162–169. http://doi.org/10.1016/j.brat.2015.12.013

Zanarini, M.C., Frankenburg, F.R., Hennen, J., Reich, D.B. & Silk, K.R. (2006). Prediction of the 10-year course of borderline personality disorder. *American Journal of Psychiatry, 163* (5), 827–832. http://doi.org/10.1176/ajp.2006.163.5.827

Zanarini, M.C., Frankenburg, F.R., Reich, D.B., Conkey, L.C. & Fitzmaurice, G.M. (2015). Treatment rates for patients with borderline personality disorder and other personality disorders: A 16-year study. *Psychiatric Services, 66* (1), 15–20. http://doi.org/10.1176/appi.ps.201400055

Ziegenhorn, A.A., Roepke, S., Schommer, N.C., Merkl, A., Danker-Hopfe, H., Perschel, F.H. et al. (2009). Clonidine improves hyperarousal in borderline personality disorder with or without comorbid posttraumatic stress disorder: a randomized, double-blind, placebo-controlled trial. *Journal of Clinical Psychopharmacology, 29* (2), 170–173. http://doi.org/10.1097/JCP.0b013e31819a4bae

10 Anhang

Therapieverlaufs-Wochenprotokoll[6]

Von ______________________ (Datum) bis ______________________ (Datum)

Patient/in: ____________________________ Ausgabetermin: ______________

Einzeltherapeut/in: ____

Bezugspflege: ____

a) Übergeordnete Behandlungsziele

Rückmeldung Patientin: In dieser Woche befinde ich mich zwischen Ausgangspunkt und Zielerreichung an folgender Stelle:

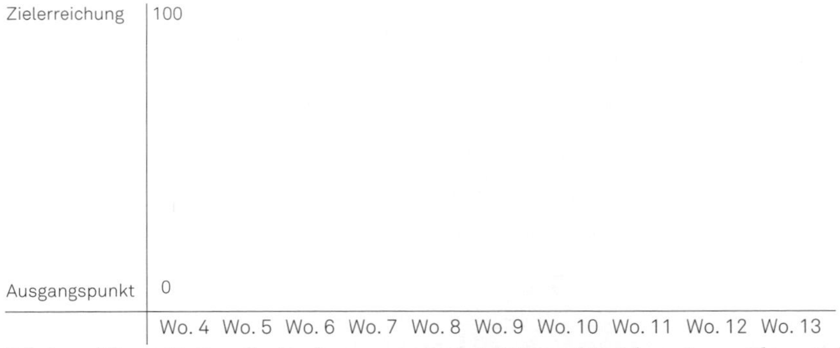

Rückmeldung Patientin: In den vergangenen 7 Tagen bin ich meinem *übergeordneten* Behandlungsziel nähergekommen:

0	1	2	3	4	5	6	7	8	9
gar nicht									sehr viel

b) Ziele der Woche

Rückmeldung Patientin: In den vergangenen 7 Tagen bin ich meinem *Ziel der Woche* nähergekommen:

0	1	2	3	4	5	6	7	8	9
gar nicht									sehr viel

6 © DAGDBT Freiburg (2000)

Verhaltensanalyse für Problemverhalten

Datum: _______________

1. Was habe ich getan? (Problemverhalten, z. B. Selbstverletzungen)
Beschreiben Sie bitte Ihr Verhalten im Detail: Was genau taten Sie? Wo? Wer außer Ihnen war beteiligt? Beschreiben Sie Ihr Problemverhalten so genau, dass eine Schauspielerin in einem Theaterstück oder Film es nachspielen könnte.

____

____

____

____

____

2. Was machte mich anfällig? (Belastende Bedingungen)
Was machte Sie anfällig für das Problemverhalten? Berücksichtigen Sie bitte folgende Umstände: gestörtes Essen oder Schlafen, körperliche Erkrankung, Alkohol oder Drogen, Missbrauch von Medikamenten, stressreiche Ereignisse in Ihrer Umgebung...

____

____

____

____

____

____

3. Was genau passierte kurz vorher? (Auslöser und inneres Erleben)
Welches Ereignis ging dem Beginn des Problemverhaltens voraus? Was taten, dachten, fühlten oder stellten Sie sich vor, bevor das Problemverhalten begann? Wie nahmen Sie Ihren Körper wahr? Was von dem Vorhergegangenen war Ihrer Meinung nach das Wichtigste?

____

____

____

____

____

____

Was macht es so schwierig, diese Situation sinnvoll zu bewältigen?

____

____

____

4. Und was folgte darauf? (Kurzfristige und langfristige Folgen)
Welche Folgen wurden durch Ihr Problemverhalten ausgelöst? Veränderung von Gefühlen, Gedanken, Körperwahrnehmung. Wie war dies direkt nach dem Problemverhalten und wie später? Wie haben andere Personen unmittelbar und mit Verzögerung reagiert? Welche Folgen hatte Ihr Verhalten langfristig für Sie selbst und für andere Personen?

____

____

____

____

____

____

5. Schlüssel-Emotionen
Welche Emotionen wollte ich durch das Problem meiden oder beenden?

____

____

____

6. Was kann ich in Zukunft anders machen? (Alternativen)
Gehen Sie noch einmal Ihre Verhaltensanalyse durch. Suchen Sie Punkte, wo Sie, falls Sie anders gehandelt hätten, das Problemverhalten hätten umgehen können. Welche Fertigkeiten hätten Sie anwenden können oder könnten Sie nächstes Mal brauchen? Warum hat das diesmal noch nicht geklappt? Was würde Ihnen helfen, das Verhalten zukünftig unter Kontrolle zu bringen?

____

____

____

____

____

____

Spannungskurve

	08	09	10	11	12	13	14	15	16	17	18	19	20	21	22	23	24	01	02
100																			
90																			
80																			
70																			
60																			
50																			
40																			
30																			
20																			
10																			

= niedrige Anspannung
→ Achtsamkeit

= mittlerer Anspannungsbereich
→ Emotionsregulations-Skills
→ Problemlösen

= Hochstressbereich
→ Stresstoleranz-Skills

Ereignis bei Anspannung größer als 50: Was ist vorgefallen?

____

____

Traumatische Invalidierung – Modell

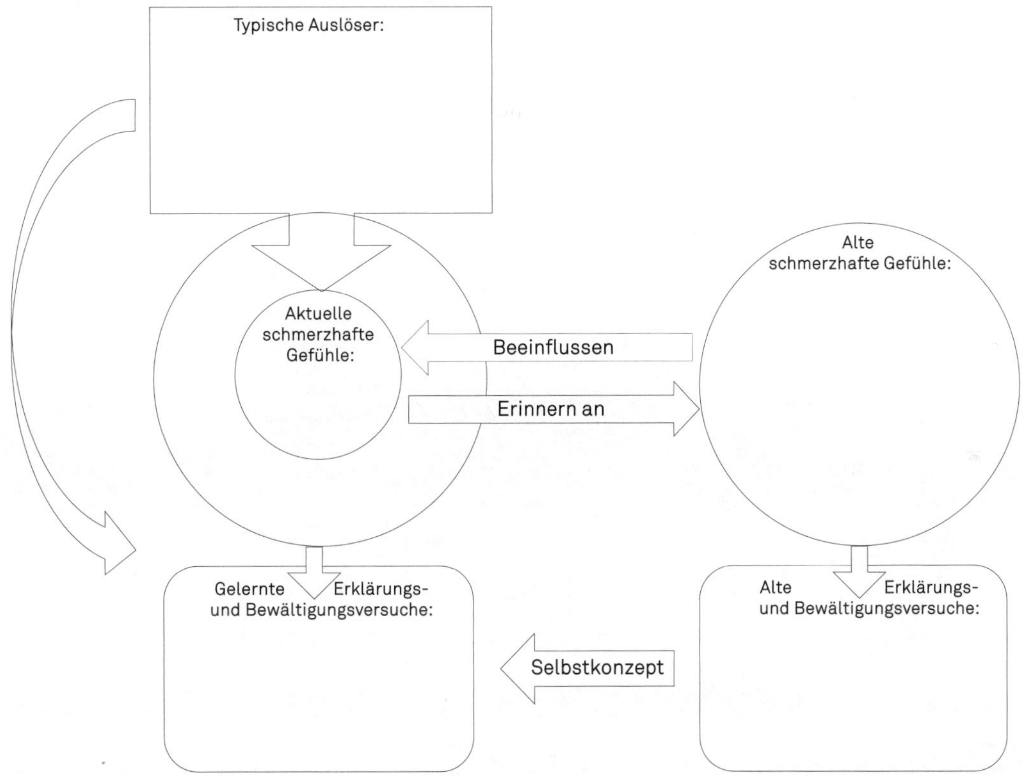

Wochenprotokoll

Name: ______ Woche vom ______ bis ______ Medikamente: ______

	Montag	Dienstag	Mittwoch	Donnerstag	Freitag	Samstag	Sonntag
Angenehme Ereignisse (Was ist passiert?)							
Unangenehme Ereignisse (Was ist passiert?)							

Angenehmste Ereignis der Woche: ______ Unangenehmstes Ereignis der Woche: ______

		Mo	Di	Mi	Do	Fr	Sa	So
	Not/Elend (0 = „gar nicht" – 5 = „sehr hoch")							
	Selbstmitgefühl (0 = „gar nicht" – 5 = „sehr hoch")							
	Suizidgedanken (0 = „keine"– 5 = „außer Kontrolle")							
	Erholsamkeit des Schlafes (0 = „gar nicht" – 5 = „ausgezeichnet")							
	Dissoziative Symptome (0 = „keine" – 5 = „sehr stark")							
	Vertrauen in die Therapie (0 = „gar nicht" – 5 = „sehr stark")							
Neue Wege I: ______	**Dran gedacht?** („ja" oder „nein")							
	Ausprobiert? (0 = „gar nicht" – 5 = „häufig")							
Neue Wege II: ______	**Dran gedacht?** („ja" oder „nein")							
	Ausprobiert? (0 = „gar nicht" – 5 = „häufig")							
	Skills angewendet? (0 = „gar nicht" – 5 = „häufig")							
	Sport gemacht? (0 = „gar nicht" – 5 = „intensiv" – 6 = „zu viel")							
	Angenehme Aktivitäten aufgesucht? (0 = „gar nicht" – 5 = „viele")							
	Therapie-Aufgaben erledigt? („ja" oder „nein")							
Problemverhalten I: ______	**Drang?** (0 = „gar kein" – 5 = „sehr stark")							
	Handlung? („ja" oder „nein")							
Problemverhalten II: ______	**Drang?** (0 = „gar kein" – 5 = „sehr stark")							
	Handlung? („ja" oder „nein")							
Problemverhalten III: ______	**Drang?** (0 = „gar kein" – 5 = „sehr stark")							
	Handlung? („ja" oder „nein")							

Checkliste Behandlungsstadium 0

1. **Was hindert die Patientin daran, sinnvolle Behandlungsangebote anzunehmen?**

   a) **Strukturelle Variablen**

   - Sind passende Behandlungsangebote tatsächlich vorhanden und praktikabel?
   - Versteht die Patientin das Störungsbild und die Behandlungsmöglichkeiten?
   - Versteht sie die wichtigsten Verstärker für die Aufrechterhaltung der Störung?
   - Verstehen die Angehörigen und Freundinnen die Einflussfaktoren?

   b) **Problematische motivationale Komponenten der Patientin**

   - Primärer Wunsch nach Versorgung?
   - Primärer Wunsch nach kurzfristiger emotionaler Entlastung?
   - Starker Wunsch nach Zuwendung?
   - Wunsch nach Status in Peergroup?
   - Sehr starker Wunsch nach Autonomie?
   - Problematische Vorerfahrungen im Versorgungssystem?
   - Ausgeprägte dysfunktionale Annahmen, z.B.
     - „Ich habe es nicht verdient, dass es mir besser geht."
     - „Ich traue mir gar nichts zu und werde wieder versagen."
     - „Ich kann mir gar kein anderes Leben vorstellen."
     - „Solange es mir schlecht geht, bleibt sichtbar, was mir angetan wurde."
     - Anderes: ___

2. **Was könnte die Patientin motivieren, sinnvolle Behandlungsangebote anzunehmen?**

   - Individuelle Bedürfnisse und Ziele verstehen
     - Was ist Ihnen derzeit wirklich wichtig?
     - Wie möchten Sie in den nächsten 2 Jahren leben?
     - Wie sollte eine Therapie aussehen, von der Sie profitieren würden?
     - Wie sollte eine Therapeutin/ein Therapeut sein, damit Sie mit ihr/ihm arbeiten würden?

3. **Vielleicht wäre ein Gespräch mit einer Ex-Borderline-Patientin (Peer-Coach) sinnvoll?**

Interview zu schwerwiegenden Störungen der Verhaltenskontrolle (SBDI)

A Lebensbedrohliches Verhalten

A.1 Suizidversuche in den vergangenen 5 Jahren

Fragen Sie nach allen Suizidversuchen der vergangenen 5 Jahre. Klären Sie, dass mit dem Terminus „Suizidversuch" alle Versuche gemeint sind, sich gezielt das Leben zu nehmen. Selbstverletzungen oder Hochrisikoverhalten werden später erfasst. Beginnen Sie bitte mit dem jüngsten Suizidversuch und fragen Sie dann nach den anderen:

- Welche Methode wurde benutzt?
- Wie hoch war die Absicht zu sterben?
- Wurde zuvor jemand über den Suizidversuch informiert?
- Wie hoch war die Wahrscheinlichkeit, gefunden zu werden?
- Welche medizinische Behandlung war notwendig?

→ Bewerten Sie, wie lebensbedrohlich die letzten Suizidversuche waren.

A.2 Lebensgefährliche körperliche Erkrankungen – unbehandelt

Fragen Sie nach Problemen mit körperlichen Erkrankungen oder Untersuchungen:

- Leiden Sie zurzeit an einer schweren körperlichen Erkrankung oder Beschwerden?

→ Bewerten Sie, ob schwerwiegende somatische Probleme vorliegen.

A.3 Hochrisikoverhalten

Fragen Sie nach Hochrisikoverhalten (z.B. Balancieren auf Brückengeländern oder riskantes Fahren). Klären Sie die folgenden Rahmenbedingungen:

- Gab es in den vergangenen 3 Monaten Verhaltensweisen, um Anspannung abzubauen oder um ein Hochgefühl zu erzeugen, die zu schwerwiegenden negativen Konsequenzen für Sie oder andere hätten führen können?

→ Bewerten Sie, ob das Hochrisikoverhalten potenziell lebensgefährdend ist.

A.4 Selbstschädigendes Verhalten

Fragen Sie nach selbstschädigendem Verhalten:

- Wie oft verletzen Sie sich selbst?
- Was sind die häufigsten Auslöser für das Verhalten?
- Wo verletzten Sie sich (Genitalien)?
- Wie gefährlich sind diese Verletzungen?

→ Bewerten Sie, ob das selbstschädigende Verhalten potenziell lebensbedrohlich ist.

B Krisengenerierendes Verhalten

B.1 Aggressives Verhalten

Klären Sie, ob die Patientin/der Patient Probleme mit aggressivem Verhalten hatte. Fragen Sie nach:

- Verbaler Aggression: Werden Sie manchmal grob ausfällig, so dass Sie dies später bereuen?
- Zerstörung von Eigentum: Haben Sie im letzten Jahr in Rage Dinge zerschlagen oder zerstört?
- Gewalt gegen andere Personen: Haben Sie im letzten Jahr Personen angegriffen?

→ Bewerten Sie, ob die Therapie durch aggressives Verhalten gefährdet sein könnte.

B.2 Straftaten/illegales Verhalten

Klären Sie, ob die Patientin/der Patient Probleme mit dem Gesetz oder illegalen Aktivitäten hatte. Fragen Sie nach:

- Potenziell illegalem Verhalten (z.B. Kleptomanie).
- Offenen Gerichtsverfahren.

→ Bewerten Sie, ob die Therapie durch Straftaten gefährdet sein könnte.

B.3 Schwerwiegende soziale Probleme

Klären Sie, ob die Patientin/der Patient zurzeit schwerwiegende finanzielle oder arbeitsbezogene Probleme hat oder Probleme mit Einrichtungen des öffentlichen Rechts. Fragen Sie nach:

- Finanziellen Problemen.
- Problemen in der Schule, in der Ausbildung oder am Arbeitsplatz.
- Problemen mit dem Jugendamt.
- Ernsthaften Problemen mit dem Lebenspartner/der Lebenspartnerin.
- Sexuellem Kontakt mit Tätern eines sexuellen Traumas.
- Realistische Bedrohung durch Täter von Traumata.
- Finanzieller Abhängigkeit von Prostitution.
- Bedrohungen durch Personen, die in organisiertes Verbrechen wie Zuhältern oder Drogendealerei involviert sind.
- Sonstiges (z.B. Obdachlosigkeit; Häusliche Gewalt).

→ Bewerten Sie, ob die Therapie durch schwerwiegende soziale Probleme gefährdet wird.

B.4 Hospitalisierung und Gebrauch von Krisendiensten

Klären Sie, wie oft und wo die Patientin/der Patient Krisendienste oder Notfalldienste und/oder psychiatrische Dienste in den letzten 6 Monaten in Anspruch genommen hat. Fragen Sie nach:

- Medizinischen Behandlungen.
- Psychiatrischen Notaufnahmen.
- Aufenthalten in einer psychiatrischen Klinik.

→ Bewerten Sie, ob die Therapie durch unkontrollierte Klinikaufnahmen gefährdet sein könnte.

Checkliste DBT-Behandlungsplanung

Basisdiagnostik

1. Borderline-Kriterien (IPDE)
   - Wichtige Differenzialdiagnosen (Adult-Asperger; Antisoziale Persönlichkeitsstörung; Mayor Depression; Komplexe PTBS; Störungen des Sozialverhaltens [bei Adoleszenten])
2. Wichtige komorbide Störungen (PTBS; ADHS; Soziale Phobie; Alkohol, Drogen; Essstörungen)
3. Sozialanamnese
4. Störungsanamnese

Staging

Therapiestadium I:
Interview zu schwerwiegenden Störungen der Verhaltenskontrolle (SBDI)

Lebensbedrohliches Verhalten	☐ nein	☐ ja	welche?
Krisengenerierendes Verhalten	☐ nein	☐ ja	welche?
Manifestes therapiegefährdendes Verhalten	☐ nein	☐ ja	welche?

Therapiestadium II:

Schwerwiegende, vorrangige komorbide Störungen	☐ nein	☐ ja	welche?
Störungen der Emotionsverarbeitung	☐ nein	☐ ja	welche?
Störungen des Selbstkonzeptes	☐ nein	☐ ja	welche?
Störungen der sozialen Kooperation	☐ nein	☐ ja	welche?

Therapiestadium III:

Probleme in der Umsetzung persönlicher Bedürfnisse und Ziele	☐ nein	☐ ja	welche?

Behandlungsbeginn

- Behandlungsvereinbarung (inkl. Non-Suizid-Vereinbarung)
- Verhaltensanalyse letzter Suizidversuch (falls relevant)
- Verhaltensanalyse letzter Therapieabbruch (falls relevant)
- Individuelle Werte und Bedürfnisse geklärt?
- Behandlungsziele SMART formuliert?
- Teilnahme am Skills-Training geklärt?
- Diary Card individualisiert?
- Pharmakologische Behandlung geklärt?
- Notfallplan geklärt?
- Telefonkontakte geklärt?
- Therapiedauer geklärt?
- Video- und Tonaufnahmen geklärt?
- Konsultationsgruppe erklärt?
- Potenzielle Einbeziehung von Angehörigen und Peers diskutiert?
- Verhaltens- und Bedingungsanalysen des primären Problemverhaltens durchgeführt und verstanden?
- Veränderungsstrategien (Skills) besprochen?
- Mögliche Schwierigkeiten in der Umsetzung antizipiert?
- Hierarchie der Behandlungsziele festgelegt?